乳がんに負けない！
あなたの命を守る食事

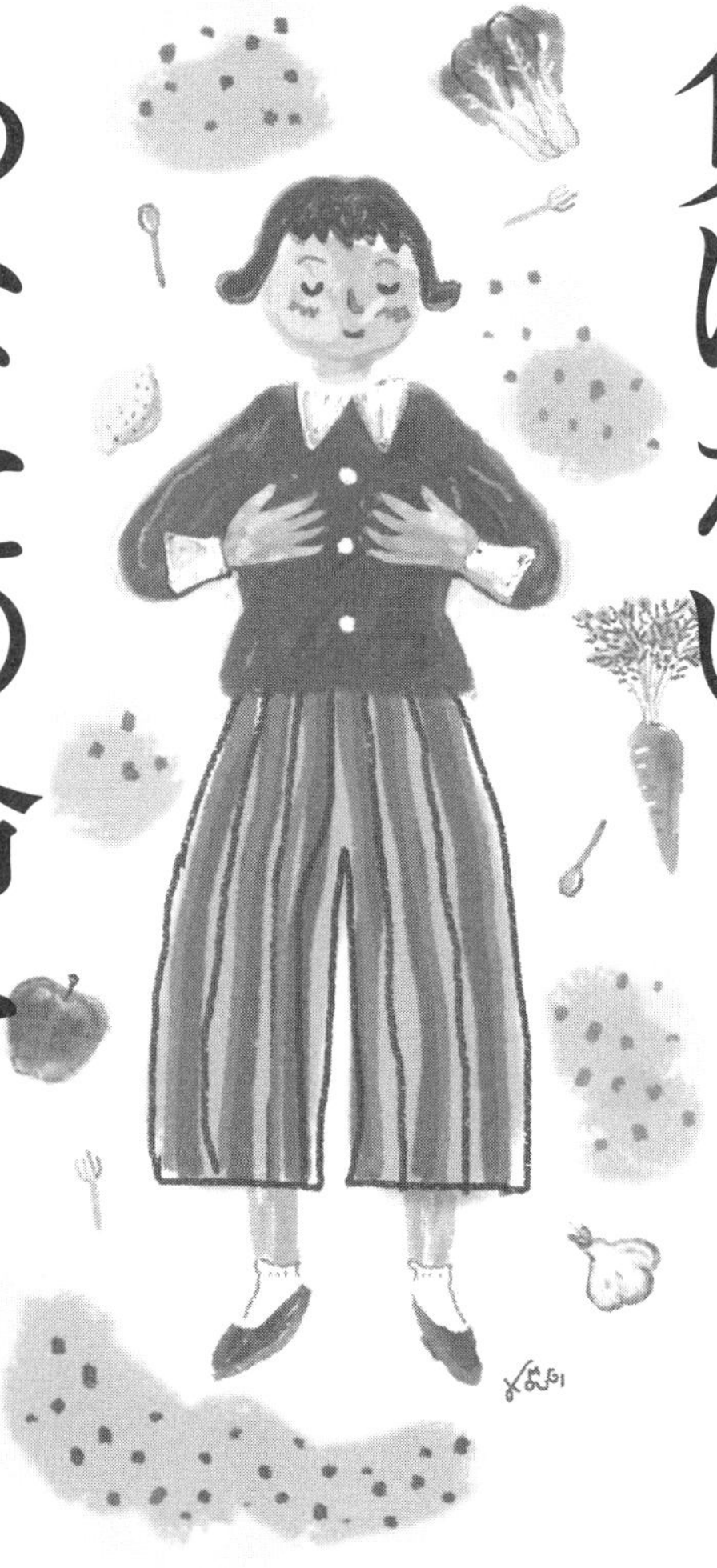

南雲吉則・水上 治・
野口節子・水野玲子

家庭栄養研究会［編］
食べもの通信社

読者のみなさまへ

いま、日本で「がん」になる人は、年間100万人にのぼります。とりわけ、女性では乳がんが第1位で、生涯で乳がんを発症する確率は11人に1人となっています。胃がんや子宮頸がんは減少しているのですが、乳がんはこの30年間で3倍に増え、とくに40歳代後半で急増しています。

乳がんが増えている原因として、少子化や非婚の増加などによる女性ホルモンの影響があげられます。加えて仕事や介護など、さまざまなストレスが蓄積して免疫力が低下している人も、少なくありません。

戦後、パン食の普及によって食事の欧米化が進み、外食や中食が増えて、肉類、乳製品、糖質に偏った食生活になっています。こうしたことが、「乳がんリスクを高めている」と国内外で報告されています。

私たちが編集する月刊『食べもの通信』では、乳がんの発症に影響を及ぼす食生活や化学物質、電磁波などのリスク要因について警鐘を鳴らしてきました。乳がんを減らすには、個人の食習慣の改善だけではなく、乳がんが発症しやすい生活環境も、社会全体で改善していくことが急務になっています。

幸いなことに医学の進歩によって、乳がんは早期発見・早期治療で治癒する病気になりました。ただし、乳がんの治療は、手術などの標準治療を受けたうえで、通常5年間はホルモン剤の服用が必要とされ、生活の自己管理が不可欠になります。自然治癒力をアップさせる食事療法を実践することは、治療を補完し、再発・転移の予防効果をもたらします。

本書で紹介しているアメリカの医療機関や地域のように、患者さんに対する食事療法のサポート体制が整っているところもあります。残念ながら日本では、退院後の乳がんの患者さんに対する、医師や栄養士などによる食事指導がまだまだ進んでいません。乳がんの食事療法に関する書籍もわずかです。

本書は、乳がんの患者さんやその家族、乳がんの発症が心配な人のために、乳がんの食事療法・ケアについて造詣が深いスペシャリストが、最新の研究をもとに、乳がん克服・再発予防の方法を紹介しています。

毎日の食事は、生きる力の源であり、楽しみです。体をいたわり体が喜ぶ食べものは、回復を早め、心を前向きにします。食事療法の基本は、日本人の体質に合った、脂肪と糖分・塩分をひかえた、野菜たっぷりの和食にあります。あなたの命を守るために、一つでも二つでもできることから始めてみてください。

乳がんに負けない元気な体をつくるうえで、本書がお役に立てば幸いです。

家庭栄養研究会

もくじ

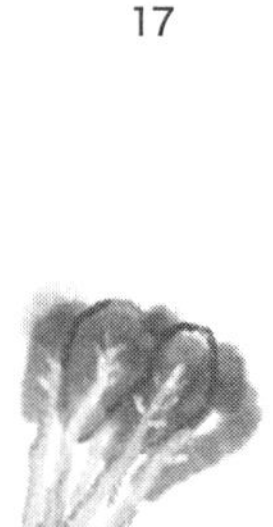

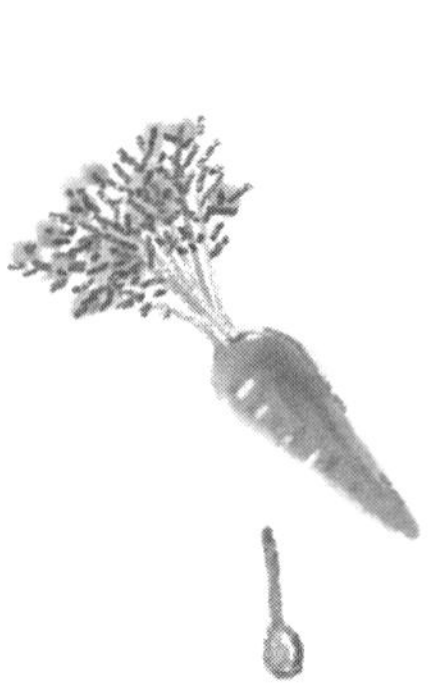

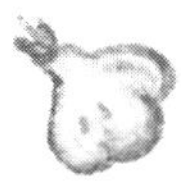

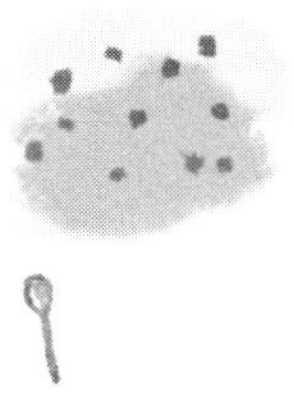

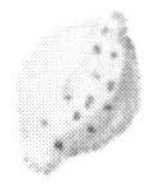

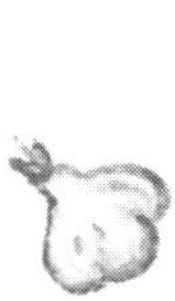

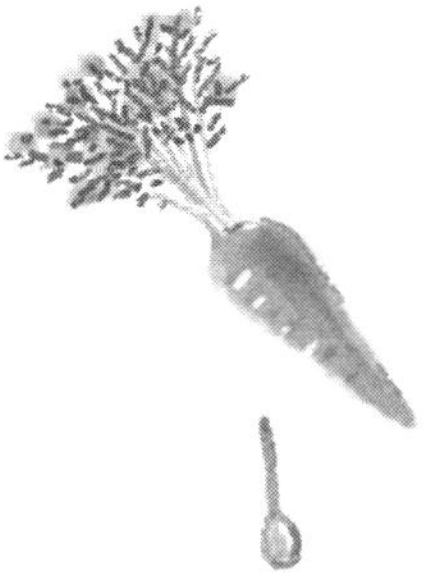

【資料】

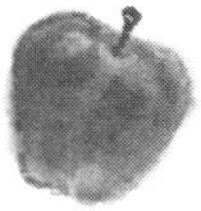

●装丁—守谷義明＋六月舎 ●表紙イラスト—山岡コムギ ●イラスト—チブカマミ／Shima. ●組版—食べもの通信社デザイン室／Shima.

1章

「命の食事」に変えて乳がんに克つ

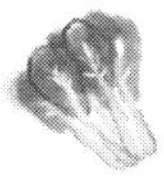

ナグモクリニック総院長・乳腺専門医

南雲吉則氏に聞く

■ホルモン性のがんが増加　30年間で3倍に増えた乳がん

Q　乳がんは女性のがんの1位になっていますが……。

A　がん全体で30年間に死亡率が約2倍に増えました。いまやがんになる人は2人に1人、がんで亡くなる人は3人に1人といわれています。脳卒中や心臓病が減少傾向にあるのは医学の進歩の恩恵ですが、それに対して減らないものは、うつ病などの精神疾患と糖尿病とがんです。これらは日本人の五大疾患に含まれています。

がんのなかで、この60年間に明らかに減っているがんは、胃がんと子宮頸がんと肝臓がんです。それに対してどんどん増えているのが、肺がん、大腸がん、そして乳がんです。

乳がんは女性のがんの第1位になっており、胃がんの2倍と多く、年ねん増えています（図①）。その原因は、女性のライフスタイルの変化もありますが、食生活の欧米化があげられます。

がんを三つに分けてみましょう。

①減ってきている感染症によるがん

減ってきている胃がん、肝臓がん、子宮頸がんは、すべて感染症が原因です。胃がんはピロリ菌、肝臓がんは肝炎ウイルス、子宮頸がんはヒトパピローマウイルスが原

図① 乳がんが急増！女性のがん部位別罹患数の推移

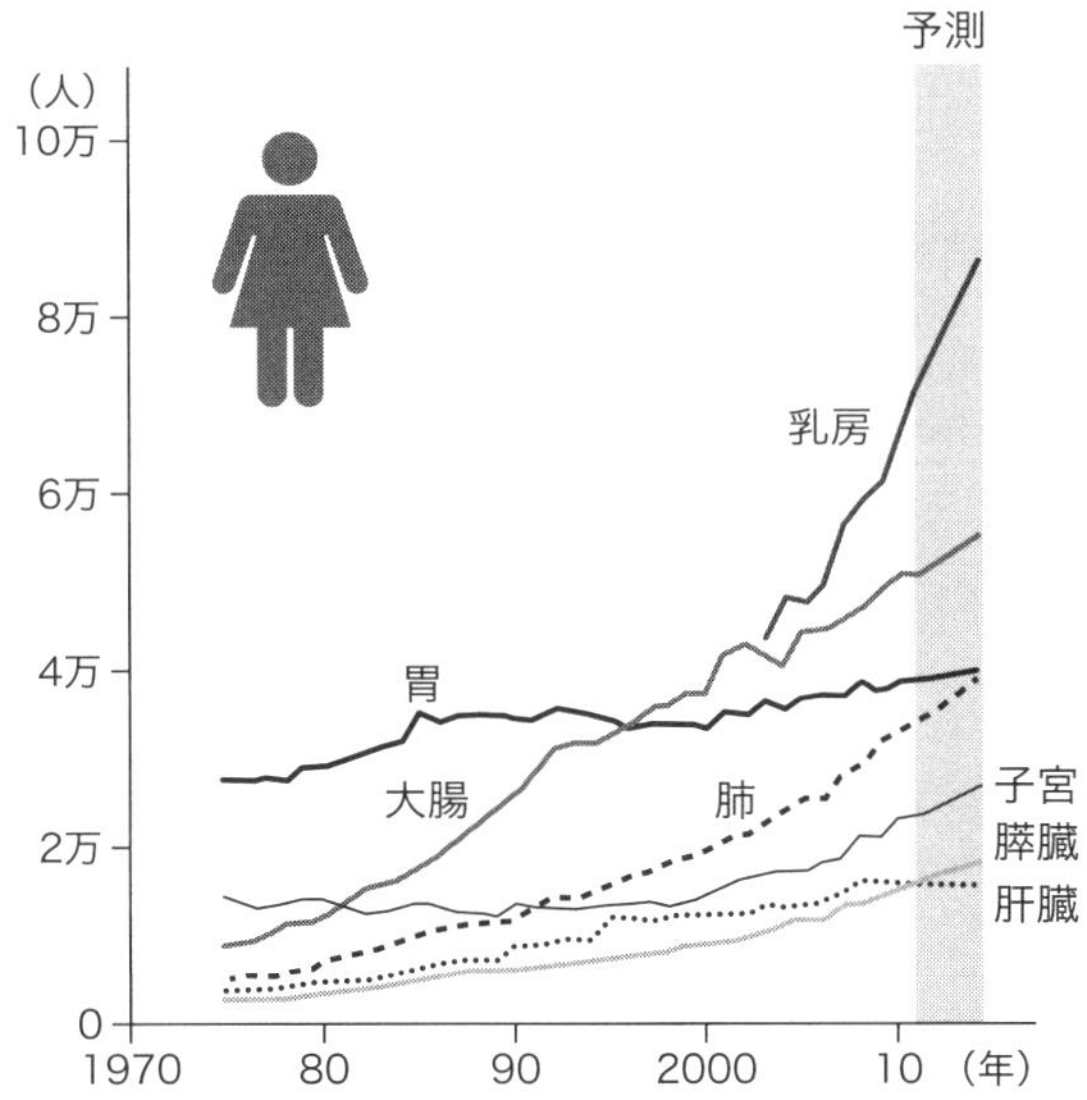

出典：国立がん研究センターがん対策情報センター（2014 年）

因です。これらの感染症は、衛生環境が改善されたことやワクチン接種、ピロリ菌の除菌などによって減っていると考えられています。

②増えているホルモン依存性のがん

増えているのは、乳がん、前立腺がん、卵巣がん、子宮体がん、大腸がんで、大腸がん以外は性ホルモンの刺激によって起こる、ホルモン依存性のがんです。乳がんは、この30年間でなんと3倍に増えています。

性ホルモンというのは、血中のコレステロールで作られます。コレステロールが高くなる理由は、肥満や暴飲暴食です。つまり、食生活が原因のがんが増えてきているのです。

大腸がんも、主な原因は食生活にあります。食物繊維や発酵食品の摂取の減少、肉や加工肉の摂取増で腸内の悪玉菌が増え、腸内環境が非常に乱れて腸炎を起こします。そして腸内にポリープができ、それががんになって増殖します。

③たばこが原因のがん

のどのがん（咽頭・喉頭がん）、肺がん、食道がんの主な原因は、明らかにたばこです。アメリカでも今から100年前には肺がんの死亡率は報告されていませんでした。喫煙率が上がるにしたがって、都市部を中心に男性の肺がんの死亡率が急上昇、ついにアメリカ人男性の死因のトップになりました。

そこでアメリカ連邦政府は、胸のレントゲンや当時最新鋭だったCT（X線を用いた断層画像装置）を導入して、毎年の検診を奨励し、肺がんの早期発見に努めました。ところが、肺がんの死亡率は全然下がりません。早期発見の対策では、肺がんによる死亡者は減らないということが証明されたのです。

その後、同政府は抗がん剤や放射線治療など最新の治療法の開発に巨額の連邦予算をつぎ込みますが、それでも死亡率は下がらず、最新の早期治療でも死亡率は改善できないということが証明されました。

ところが1970年代から禁煙運動が始まって、喫煙率がどんどん下がっていくと、95年から肺がんの死亡率も下降しはじめます。禁煙運動は、肺がん患者をかつての3分の2まで減らし、がん全体の死亡率を20%も下げました。25年もの時間をかけての

図② がんの原因・喫煙と食事が6割

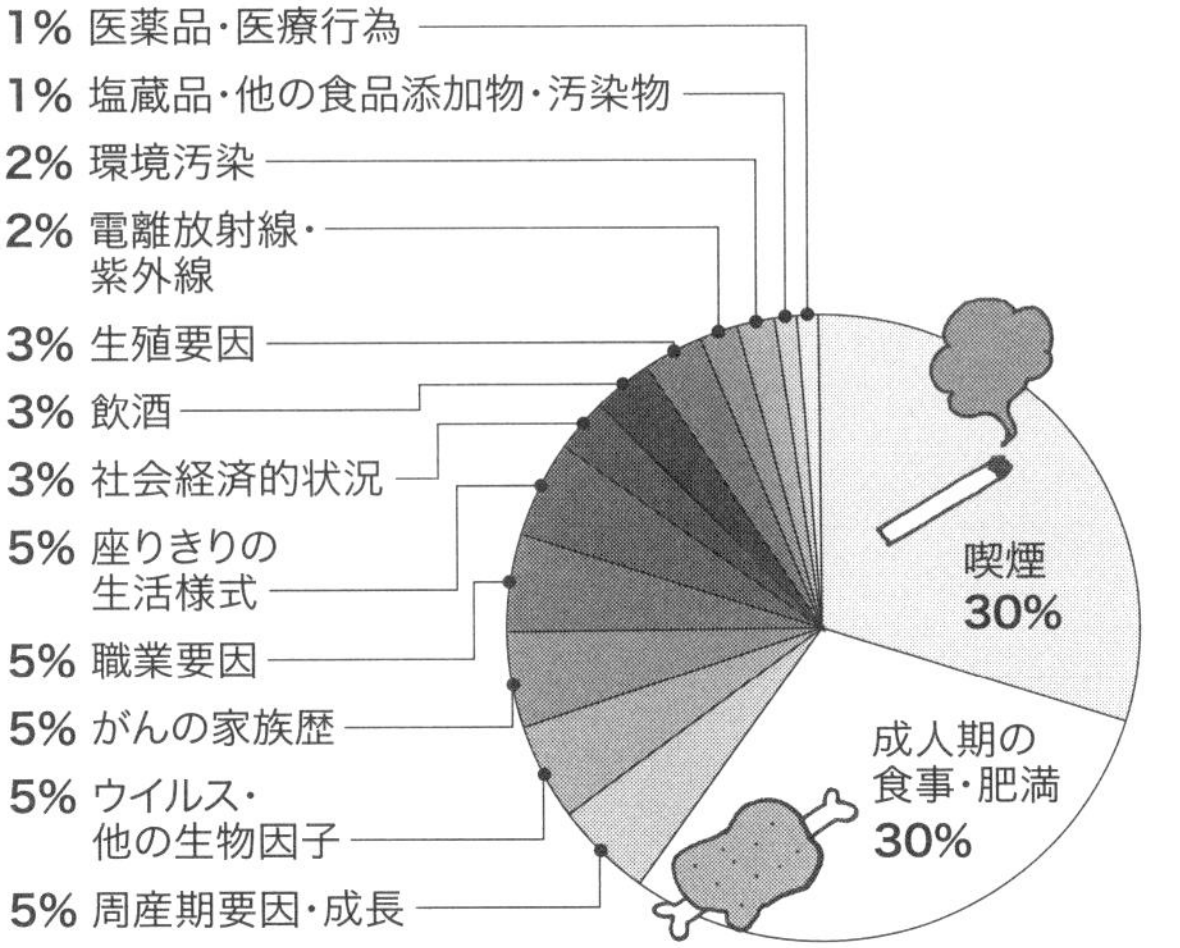

出典：アメリカ・ハーバード大学の研究（1996年）

成果ですが、これは人類の英知の勝利です。

Q がんの発生率を減らすためのポイントは何ですか。

A がんを予防するには、生活環境の改善しかありません。これはもう明らかです。がんの原因は、世界的に見ても図②のように喫煙と食事がトップになっています。

たとえば、肺がんの患者さんが抗がん剤や治療を受けながら、たばこをやめようとしなかったら、医師から「たばこをやめなさい」と言われます。アルコール性の肝炎、肝硬変から肝臓がんになった人が、それでもお酒をやめなかったら、「お酒をやめなさい」と言われます。

しかし、今、食生活によって増えてきている乳がん、前立腺がん、その他のがんに対して、医師は食生活の改善を指導しているでしょうか――

じつは、ほとんどしていません。なんと20年も前から患者さん向けのガイドラインのなかに、乳がんが増えてきている原因の一つは、肥満をもたらすような食生活だと書いてあるにもかかわらず、指導していないのです。

それによって何が起きたかというと、乳がんの死亡率がわずか30年間で3倍になりました。いまだに毎年検診で「マンモグラフィーを撮りましょう」「マンモグラフィーの受診率が低いから死亡率が上がっている」と医師は言っていますが、それは違います。食生活の改善をしなければ、死亡率は下がりません。

日本では、がんの患者さんに向けての食事指導は、診療報酬が非常に低いためにほとんどおこなわれていないのが現状です。

「食事ではがんは治らない」と言う人たちがいます。確かに、手術や抗がん剤治療をおこなわず、食事の改善だけではがんは治りません。やはり現代医学による治療が必要です。しかし、がんを予防するために、私たちが取り組むべきことは、がんを増やす「狂った食事」を今すぐやめて、「がんから命を守る食事」に変えることです。食事を変えなければ、がんは増える一方なのです。

では、どんな食事がいいのでしょうか。日本人女性約5万人を対象に、15年間に乳がんになった人の食事内容を調べた研究があります。調査対象者の食事内容を三つに分類した結果、肉類、乳製品、パンなど「欧米型」の食事のグループが、「伝統型」や「健

表① 乳がんになりやすい欧米型の食事

分類	食事内容	発症率
欧米型	肉類・加工肉、乳製品、アルコール類、果物ジュース、ソフトドリンク、マヨネーズなどを多く摂取する食事パターン	1.3
健康型	魚、野菜、果物、大豆製品、イモ類、きのこ類、海藻類、脂の多い魚、緑茶などを多く摂取する食事パターン	1.0
伝統型	ご飯、みそ汁、漬物、魚介類、果物などを多く摂取する食事パターン	1.0

出典：国立がん研究センターなどによるコホート研究、2016年発表より作成

康型」に比べて、乳がんの発症率が1・3倍高いことがわかりました（表①）。

■女性のライフスタイルの変化で妊娠・授乳期間が減少

Q　乳がんが増えている背景は。

A　女性の乳がんは、閉経前と閉経後に分けて考えるべきだと思います。

昔は乳がんが少なかったのですが、今は閉経前の40歳代の乳がんも増えています。それは、昔の女性が早婚で多産だったことと、当時の栄養状態の悪さから初経が遅く閉経が早かったため、女性ホルモンが分泌される期間が短かったからなのです。女性ホルモンには、乳房の発達のほかに、乳がんを発症・成長させる働きがあるのです。

早婚で多産ということは、妊娠と授乳をくり返し、その間は生理が止まっていますから、女性ホルモンが卵巣から分泌されません。そのため、乳がんが発症・増殖しにくい体内環境でした。

それに対して今は、未婚・晩婚・少子化のライフスタイルが主流で、栄養状態も良くなっていることから初経が早まり、閉経は遅くなりました。これによって生理のある期間＝女性ホルモンが卵巣から分泌される期間がとても長くなっています。そのため、乳がんが非常に発生しやすい体内環境になっている——これはある種の社会的な問題だと思います。

もう一つは、閉経後の問題です。閉経すれば女性ホルモンが減少するので、乳がんは減るはずです。ところが欧米では、もう30年も前から閉経後の乳がんが非常に多く、日本の5倍です。欧米人は日本人に比べて肥満が多く、性ホルモンの原料となるコレステロールが体内に多いのです。

閉経後、女性ホルモンが出なくなるかわりに、副腎からアンドロゲンという男性ホルモンが分泌されます。じつは女性の乳房の皮下脂肪や体脂肪の中には、このアンドロゲンを女性ホルモンに変える転換酵素（アロマターゼ）があります。欧米の女性は血中コレステロール値が高いので、乳房に女性ホルモンが供給され、閉経後の乳がんを増やしているということになります。

日本では、これまで閉経後の乳がんは少ないといわれていましたが、欧米型の食生活に変わってから肥満が増え、乳がんが非常に増えてきています。精製した糖質や質の悪い油は血管や細胞を傷つけます。それを修復するための材料としてコレステロールが必要とされ、血中コレステロール値が高くなりますから、乳がんを促進する原因になります。

ですから、閉経後の肥満に気をつける、暴飲暴食を慎む必要があります。

■ストレスによって増える男性ホルモンが女性ホルモンに変化

Q ストレスとの関係はありますか。

A 国際的な研究でも女性のストレスとがんとの関係は、認められていません。ただし、男性ホルモンのアンドロゲンは、闘争ホルモンと呼ばれ、ストレスが加わると体内で分泌されます。さきほど紹介したように、乳房中や脂肪中でアンドロゲンが女性ホルモンに変わるため、女性ホルモンの量が非常に増えて、ホルモン依存性の乳がんや卵巣がん、子宮体がんの発症率を上げるということが生じます。

たとえば――夫ががんになって何年間も看病をした。舅・姑さんの介護を何年間もしていた。見送った後にふと自分の胸に手をやってみると、しこりが見つかった。――こうした方がたくさんおられます。積年のストレスがやはり乳がん発症の引き金になっています。

もう一つは、ストレスを加えられると人間は、依存性が高い食品に手を出したくなります。依存性が高い食べものは、甘いものや、興奮性の神経伝達物質である化学調味料がたくさん入っている食品などですが、口にしやすく、食べているうちに気持ちが落ち着くのでしょう。だから、ポテトチップスを1袋食べてしまったりします。

やはり、がんの発症の一番大きい要因は食事です。がんを増やす三つの食品があります。後で紹介しますが、①精製した糖質、②質の悪い油、③塩や化学調味料。まさに、だれもがイライラしてつい食べてしまう甘い洋菓子、油まみれ・添加物まみれのスナック菓子が危ないのです。

■30歳代から自己検診でチェック

Q　乳がんは、何歳くらいから注意したらよいのですか。

A　乳がん発症には、エストロゲンという女性ホルモンが影響しています。欧米の女性は閉経後から乳がんが増えますが、日本人の場合、30歳代から増加し始め、40歳代後半がピークになっています（図③）。閉経後の60歳代に次のピークがあり、その後は減っています。

40～50歳代は、仕事をしている女性は責任が重い立場になっていたり、親の介護や病気、子どもの受験などで忙しく、自分の健康管理をおろそかにしがちです（図④）。まずは自己検診の習慣をつけてください。

Q　自分で乳がんを見つける方法は？

図③ 急増する乳がんの年齢別罹患率

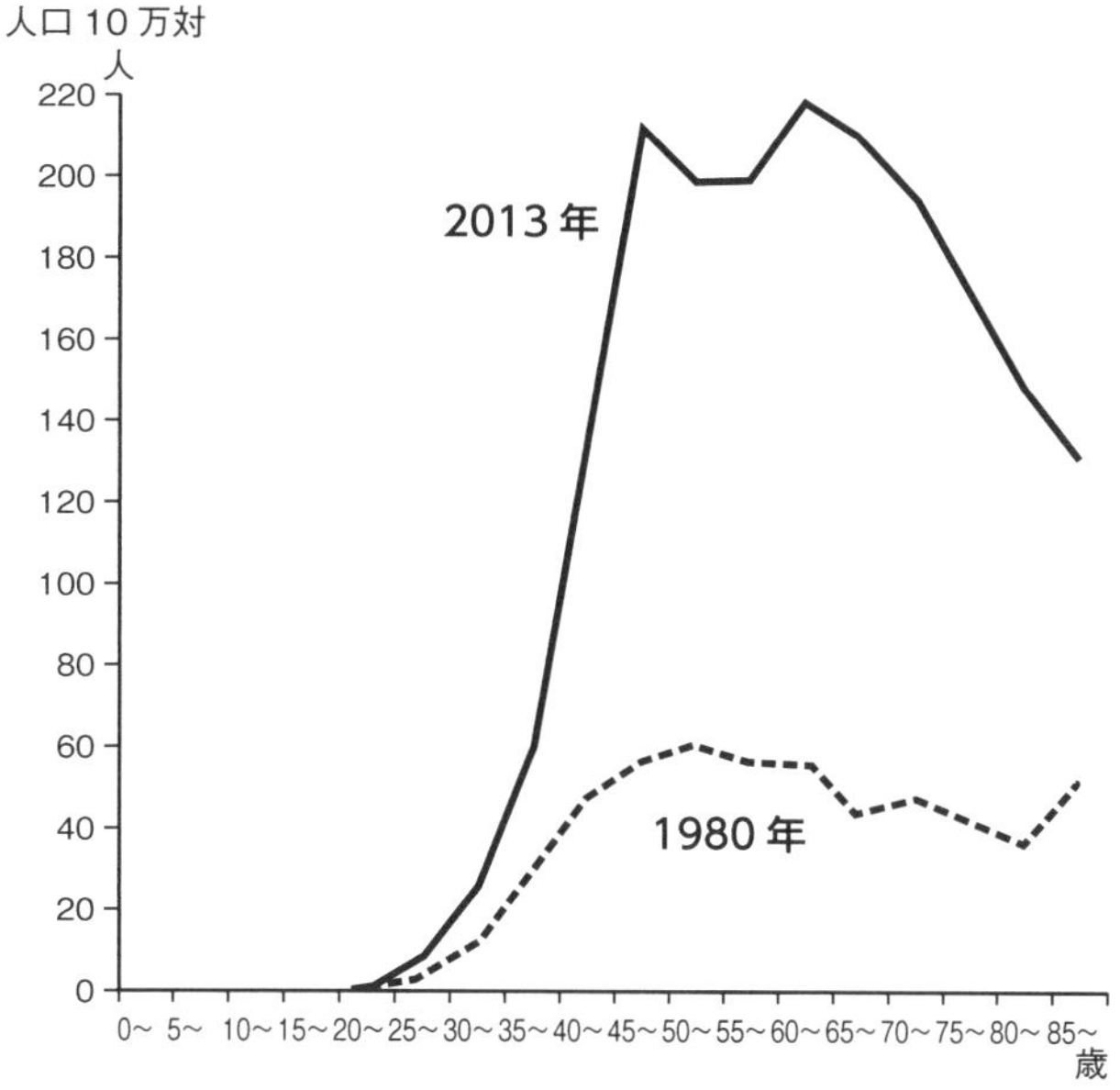

注）1980年は上皮内がん含む
出典：国立がん研究センターがん対策情報センター（2017年）

図④ 乳がんが発生しやすい年齢期の女性は忙しい！

乳がん発症のピーク年齢は、閉経前後の45～49歳

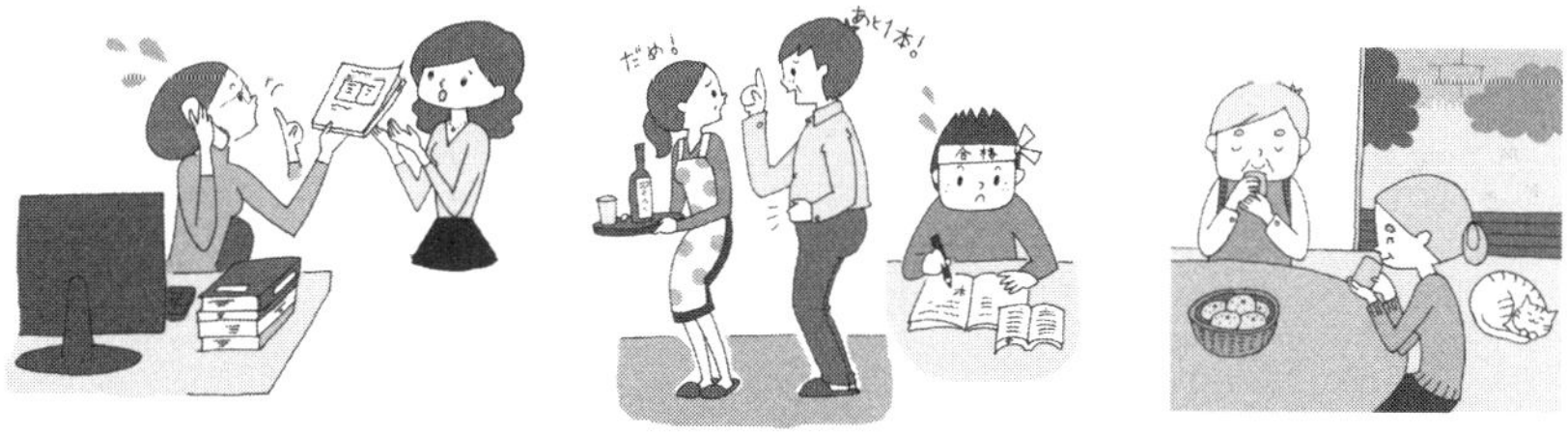

仕事では

管理職などとして部下を抱え、責任ある立場を任され、非常に忙しい

家庭では

子どもの受験や思春期の悩みがピーク。中年期を迎えた夫の健康管理にも気を配らなくては……

親も心配

親の病気や介護問題が起こり始める時期。遠距離介護か同居か……。悩みは尽きない

A　自己検診は、閉経前の人は乳房がやわらかくなる月経終了後1週間～10日の間に、閉経後の人は一定の日にちを決めて、毎月1回おこなうとよいのですが、それよりお風呂に入ったときに、毎回手のひらで全身をなで洗いすると、胸や脇の下のしこりに気づくことがあります。乳がんの6割以上がセルフチェックによって発見されています。ただし、自分で乳房を触って発見できるのは、1㎝以上のしこりです。

肥満・糖尿病がある、喫煙している、血縁に乳がん体験者がいる、過去に乳房の病気を指摘されたことがあるなど、乳がんのリスクの高い人がいます（22ページ表②）。このような人は、35歳を過ぎたら自己検診と併せて、年に1回、マンモグラフィー（X線）や超音波（エコー）による乳がん検診をお勧めします。乳がんを早期に発見することができます。

Q　日本の乳がんの検診率は欧米と比べて低いと聞いていますが、検診率を上げれば乳がんは減りますか。

A　がんは「早期発見、早期治療によって克服できる」といわれますが、検診率が上がり、最先端の治療が受けられるにもかかわらず、死亡率は下がっていません。検診で乳がんの発見は非常に増えてきていますが、手術をすぐにしなくても命にあまりかかわらない、非浸潤《ひしんじゅん》がんの発見が増えてきているのです。

私のクリニックでは検診を契機に、自己検診の指導をおこない、食事と運動の指導をしています。自己検診によって、がんへの認識を高める、食事、運動に取り組んで、生活を改善する、それによってがんの死亡率を低下させることができるのではないかと考えています。検診率を上げるだけでは、乳がんは減らないのです。生活習慣を改善することが不可欠です。

■マンモグラフィーの検診が適している場合、適さない場合

Q 先生のクリニックでおこなっている、乳がんの検診項目と診断方法は。

A 検診では、マンモグラフィー、超音波検査、そしてMRI（核磁気共鳴画像法）などで画像診断をおこないます。

マンモグラフィーは、脂肪が多く乳房の大きい人には適していますが、日本人に多い乳房が小さい人や若い人、脂肪が少なくて乳腺の濃度が濃い人は、なかなかがんの影が映りません。乳房が小さい人、若い人は、超音波検査のほうが適しています。ただし、非常にゆっくり時間をかけて、体の中でがん細胞が石灰化して砂粒のように映る非浸潤がん（上皮内がん）は、マンモグラフィーでないと見つかりません。

乳がんが疑われる人には、さらに詳しく調べる直接診断法として、細胞診（注射針で細胞を採取する検査）、針生検（もっと太い針で組織を採取する検査）、マンモトーム（レントゲンや超音波で見ながらさらに太い針で組織を吸い取る検査）の三つがあ

表② 乳がんリスクのチェック表（チェックが多い人は要注意）

□初潮年齢が早い（12歳前）
□閉経年齢が遅い（55歳以上）
□出産の経験がない
□高齢出産（35歳以上）
□閉経後のホルモン補充療法を受けた
□閉経後に肥満体型になった
□家族（とくに母親、姉妹）に乳がんなどの経験者がいる
□乳腺疾患にかかったことがある
□子宮体がん、卵巣がんになったことがある
□飲酒の習慣がある
□喫煙の習慣がある

各種資料から家庭栄養研究会まとめ

ります。

乳がんと診断された人の80％が、浸潤がん（乳管などの膜を破って周囲に広がるがん）です（表③）。

■浸潤型乳がんでも5年生存率は90％以上

Q 治療はどんな方法がありますか。

A 浸潤がんの段階になっても、5年生存率は90％以上です。

浸潤がんは、微細ながん細胞が乳房の外に広がっている可能性が高い全身病です。がん細胞がリンパ管に侵入して、骨や肺、肝臓、脳などに転移するリスクがある場合には、それぞれの状態に合わせて手術した後、放射線治療や抗がん剤、ホルモン剤、分子標的薬の投与などの補助療法を組み合わせます。

浸潤がんで1カ所に限局していて、しかも乳

表③ 乳がんのステージ（病期）

0期	非浸潤がん	きわめて早期の乳がん。はっきりとしたしこりを形成しておらず、ほかの臓器に転移していない
Ⅰ期	早期乳がん	しこりが2cm以下で、リンパ節やほかの臓器に転移していない
Ⅱ期	やや進行した乳がん	しこりが小さくても脇の下のリンパ節に転移している場合、またはしこりが大きくても（2～5cm）、脇の下のリンパ節に転移していない場合
Ⅲ期	局所進行乳がん	しこりは5cm以上と大きく、脇の下のリンパ節にも多く転移
Ⅳ期	遠隔転移乳がん	骨や肺、肝臓、脳などほかの臓器にまでがんが広がっている

首から離れているものに関しては温存療法をおこないます。浸潤がんの部分だけを除いてから、放射線照射を25回かけます。しかし、がんの範囲が広い場合、または非浸潤がんのように、しこりは形成しないものの散らばっている場合には全摘出（以下、全摘）が選択されます。

今までは温存療法と全摘の二者択一でしたが、その後、第三の選択として2013年から始まったのが、皮下乳腺全摘同時再建という治療です。乳腺だけを除いて、皮膚や乳頭を残して、筋肉の下にシリコンを入れる手術をします。

Q 最近は温存治療が増えているのでしょうか。

A 今、年間約9万人が乳がんになり、いまだに4万人近くの人が全摘手術を受けて、大きな真一文字の傷をつけられています。残りの5万人は乳房温存治療を受けていますが、うち半数の人が温存治療でも乳房の大きな変形を経験しています。

つまり乳がん患者9万人のなかで、6万5千人もの人びとが乳房を失うか、変形によって女性としての尊厳を傷つけられていることになります。失った乳房を再建するために、通常は全摘と同時にエキスパンダーという風船状のインプラントを入れますが、8カ月後に入れ替えが必要なために金銭的、時間的、精神的、肉体的にも負担が倍増します。

当院では、92年から実施していますが、一番良いのは、乳がんの手術と同時に1回で乳房再建ができることです。私は友人とともに乳房再建の学会をつくり、いまは日本全国300カ所ぐらい、どこでも乳房再建手術が受けられるようになりましたが、全摘と同時に再建手術ができる病院は、まだ50カ所程度しかありません。

■抗がん剤、ホルモン療法、放射線治療の効果と副作用

乳がんの段階によって、以下のように治療法が変わります。抗がん剤やホルモン療法、放射線療法は手術で取りきれなかったがん細胞をたたき、生存率を上げる治療法です。
●乳がんが小さくてリンパ節転移がないものは、部分切除で再発予防の放射線をかけます。

●乳がんが小さくてもリンパ節転移があるものは全身病なので、手術のほか抗がん剤やホルモン療法をおこないます。最近は手術前に抗がん剤でがんを小さくしてから、温存療法をおこないます。

●リンパ節転移がなくてもがんが大きい場合は、全身病の可能性が高いので、術前に抗がん剤でがんを小さくしてから温存手術をします。

●リンパ節転移があり、がんが大きい場合は、術前に抗がん剤でがんを小さくしてから温存手術、小さくならない場合は全摘後、放射線をかけることが多いでしょう。

それぞれの症状に合わせて、術後も抗がん剤を使用することもあります。

①抗がん剤の副作用は全身に

抗がん剤は、がん細胞の分裂を止めるもっとも有効な薬です。しかし、ほかの正常細胞までダメージを及ぼし、とくに細胞分裂が盛んな組織が影響を受けます。

口の粘膜、胃腸などの消化管では、口内炎、吐き気、下痢、食欲不振が起きやすくなります。細胞分裂の盛んな毛髪、眉毛、まつ毛などでは、脱毛が起きます。

血液をつくる骨髄も障害を受けます。赤血球が減ると貧血になり、白血球が減ると免疫力が落ちて感染しやすくなります。卵巣も細胞分裂が盛んなので、閉経年齢に近い人ほど閉経が早まります。

抗がん剤治療は、通常は術前術後に４～６カ月程度、通院しておこなわれます。

②ホルモン療法は約5年の長期に

女性ホルモンが乳がんを増殖させるため、女性ホルモンの働きを抑える治療法です。ホルモン依存性の乳がんで、遠隔再発の危険性が高い場合、ホルモン療法をおこないます。女性ホルモンの働きがなくなるので、更年期障害のような倦怠感、のぼせ、肥満、不眠、うつなどの症状が起きやすくなります。

術後のホルモン療法は服薬で、約5年間と長期にわたります。

③放射線療法は再発率を大幅に減らす

がん細胞の成長・増殖を阻止し、温存した乳房内でのがんの再発予防、骨や脳、リンパ節への転移防止のために、術後、患部に放射線を照射します。通院治療で4～6週間継続します。放射線療法は、術後の再発率を10％以下に抑えるという研究報告があります。

副作用として、白血球の減少、乗り物酔いのような症状、皮膚の黒ずみ、照射部分が赤くなる、毛細血管拡張などがありますが、症状は軽度です。

■自分の体験から食事の重要性を実感

Q　乳がんの医師で、食事の重要性を指導している医師は少ないようですが。

A　私は30歳代のときに、体重が80kg近くあり、腰痛や不整脈に悩まされていまし

図⑤ ミトコンドリアを活性化する生活

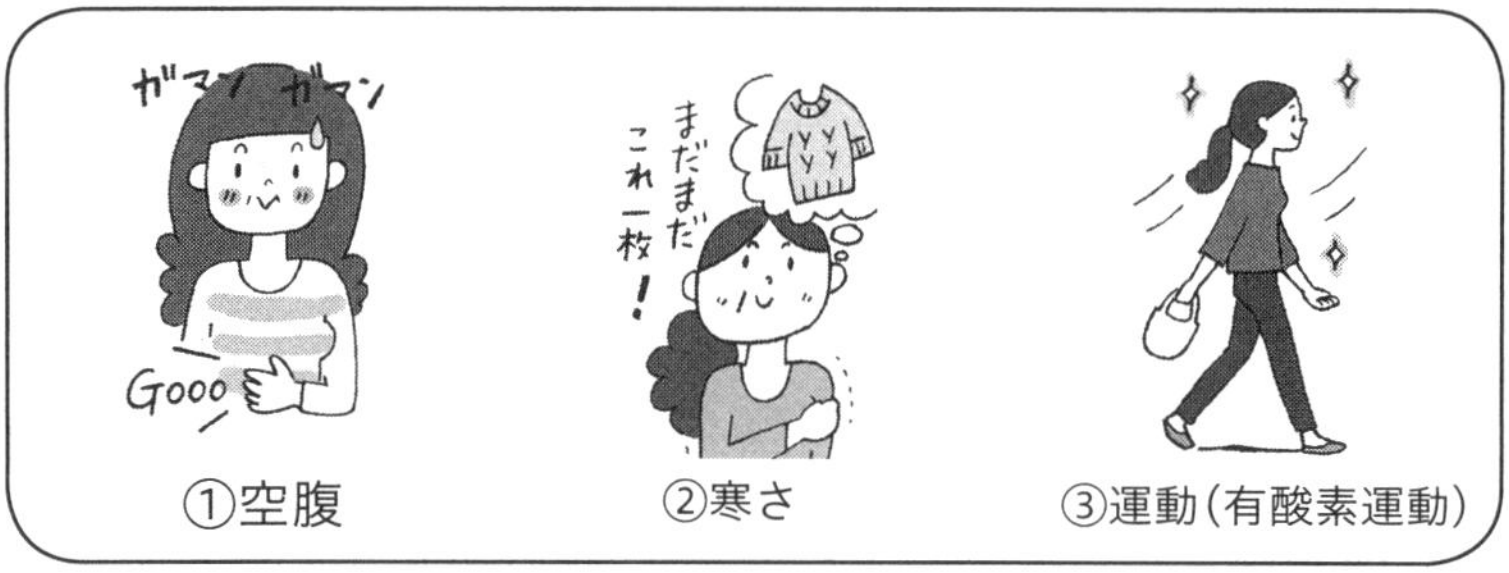
ガマン ガマン
Gooo
①空腹
まだまだこれ一枚!
②寒さ
③運動（有酸素運動）

た。40歳代半ばまではメタボリック体型で、実年齢より老けて見られていました。ダイエット法をいろいろ試み、食事も玄米菜食から地中海食まで研究して、これまで自分が間違った食べ方をしていたことに気づきました。

昔から養生訓としていわれているような健康法がじつは正しかったのです。早寝早起きをする、飢えと寒さを実感する、有酸素運動を取り入れる、このような養生訓で提唱する健康法が、生命エネルギーの源である細胞内のミトコンドリアを活性化させ、医学的にも良いことが説明できるようになりました（図⑤）。

食事を変えてこれらを実践した結果、体調が見違えるほど良くなって、60歳代にして40歳代に見られるほどの若返りができたわけです。

とくに、「飢え」＝空腹（3回おなかがグーッと鳴る）が重要なポイントです。

一つ目の「グーッ」で、若返りホルモンと呼ばれている成長ホルモンが分泌されます。成長ホルモンは粘膜の修復をおこないますので、がんを抑えてくれます。

二つ目の「グーッ」で、若返り遺伝子と呼ばれているサーチュイン遺伝子が活性化され、細胞や遺伝子の異常を修復します。これもがんを減らします。

三つ目の「グーッ」で、長寿ホルモンと呼ばれているアディポネクチンが脂肪から出て、血管を修復してくれます。この働きが心筋梗塞、脳梗塞、認知症の予防にもなります。

ですから、おなかがグーッと鳴るのは、じつは健康の指標なのです。

■乳がん治療・予防の「命の食事」三つの基本

Q　乳がん治療中の食事や再発予防の食事で気をつけることは。

A　食事によって今あるがんは縮小しませんが、二つの目的のために重要です。
①治療を乗り越える体力をつける。
②乳がんを再発させないための食生活を身につける。
この目的から「命の食事」を推奨しています。科学的に実証されていて、多くの人たちが簡単に実行できることを三つに絞りました。

一つ目は、**「がんの餌になる糖質を制限する」**。私はとくに精製した糖質を「白物5品目」（白米、パン、めん、小麦粉、砂糖）と呼んで、その制限を指導しています。
●白米、パン、めん、小麦粉と砂糖で作った菓子、ジャガイモを、がんの患者さんはとらないでください。
●その代わりに、食べものを丸ごといただく「一物全体」完全栄養を勧めています。
●穀物は、雑穀、玄米などの全粒穀物を控えめにとります。
●野菜も果物も穀物も皮ごと全部いただく。抗酸化作用、創傷治癒作用、抗菌作用があるポリフェノールを、皮から摂取できます。
●魚は切り身ではなく、小魚を頭ごと骨ごと全部いただく。
二つ目は、**「悪い油を避ける」**ことです。
●トランス脂肪酸、オメガ6系のサラダ油（ベニバナ、コーン、ナタネ、大豆など）、熱した油を使って調理したもの（過酸化脂質が多くなる）を排除します。
●オメガ3系の油(エゴマやアマニ油、魚に多いEPA・DHAなど)をとりましょう。
三つ目は、**「減塩し、化学調味料を避ける」**ことです。
●化学調味料の中心はグルタミン酸ナトリウムですから、ナトリウムを含んでいます。加工食品や外食などで、私たちは大量のグルタミン酸ナトリウムを知らずに摂取しています。
●食品表示で「調味料（アミノ酸など）」と書いてあるものは避けましょう。
●その代わりに、発酵食品や食物繊維をふんだんにとって、免疫の大部分を担っている腸内環境を整えます。

食事というのは、いわば治療医学ではなくて予防医学です。この「命の食事」を実行していると、がんだけではなくて肥満、糖尿病、そして動脈硬化からくる心筋梗塞・脳梗塞・認知症、うつ病なども減らすことができると科学的に証明されています。

食べものの生産のあり方も、今はアニマルウェルフェア（動物福祉を考慮した飼育）の畜産が提唱され、農作物に対しても、農薬をなるべく使わない取り組みが進められています。それは、消費者と生産者、双方の命を守るとともに、地球環境を守るということにもつながっています。

将来、がんを減らしていくためには、食卓から地球環境まで広く考えていかなければ、がんは減らないのです。私はこれを疫学的アプローチと呼んでいます。

自分ががんの専門医になって30年間、早期発見・早期治療をずーっと唱えてきました。しかし、還暦近くになって振り返ってみると、がん死亡率は下がらないどころか倍増して、２人に１人はがんになる時代をつくってしまった。それはまさに私たちの責任です。

ですから、あと30年ぐらいのうちに、がんの死亡率を半減させて、未来の子どもたちが希望をもって生きられるような世の中をつくっていくのが、私たちの使命ではないかと考えています。

■参考『大切な人をがんから守るため今できること　命の食事』南雲吉則著（主婦の友社）

2章 乳がん治療に有効な補完医療

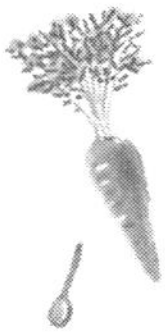

健康増進クリニック院長
水上 治

＊ＱＯＬ＝クオリテイーオブライフ（quality of life）の略。物質面だけでなく、精神的な豊かさや満足度も含めた生活の質。

■生活の質＝ＱＯＬ*が落ちやすい標準治療の限界

乳がんは、早期に見つかると治りやすいがんなのですが、検診や自己チェックを怠っていて、数㎝もの大きさになってから見つかる人が多いのです。すでに脇の下のリンパ節に転移している人もいますし、肺そのほかの臓器に転移している人もいます。

がんが発見されると健康保険の対象となる標準治療（手術、放射線照射、抗がん剤投与）を受けることになります。しかし現実には、標準治療だけでは、がん全般で半分程度の人しか治癒していません。この治癒の実績は半世紀ほど大きな進歩はないのです。この事実は、がん細胞を切除する、放射線でたたく、抗がん剤で殺すという標準治療には限界があることを示しています。

たいていのがんは、「5年無再発」でほぼ治癒と判断することができますが、乳がん治療の難しさの一つは、10年無再発でもおそらく大丈夫といえず、20年後、30年後の再発もまれにあることです。再発のおそれのある期間が長いということは、がん体質を改善するために、長期間にわたって食事や運動、睡眠などに気をつける必要があるということを意味しています。がん体質を改善する食生活に関しては、本書の4・5・6章で紹介されています。

医師は、がんが発見された場合、「標準治療を受けるのが当然」と思っていますが、患者さん本人にとっては、治療はリスクを伴い、余病を招き、後遺症に苦しむおそれがゼロではありませんから、初めてがんの治療を受ける場合は、どうしたらいいか、思案に暮れるのは当然です。とりわけ乳がんの手術では、乳房の一部か全部を失うことになり、このことに大きな抵抗を感じる人が少なくありません。

がんを根治するためには、不本意ながらがん細胞を作り、増殖させてしまった背景、つまり、本人のがん体質を改善する必要があると私は考えています。このがん体質を改善させる視点が標準治療には欠落しています。

また、標準治療は患者さんのＱＯＬを落とすことが常です。体調が悪いと闘病する気力が湧きませんし、「苦しみぬいて延命しても、わが人生に意味がない」と考える患者さんが少なくありません。

「これだけ医学が進歩しているのだから、がんが１００％治る夢の新薬が近い将来登場するだろう」という期待は、残念ながら実現しないでしょう。がん細胞の代謝はきわめて複雑で、単純な治療方法では、がん細胞は代謝を短期間のうちに変化させて、生き延びてしまいます。

■自己治癒力を上げる補完（相補）・代替医療の必要性

そこで近年注目されてきたのが、補完・代替医療です。補完・代替医療は、人間が

図① がん治療はそれぞれの良さを生かして総合的に

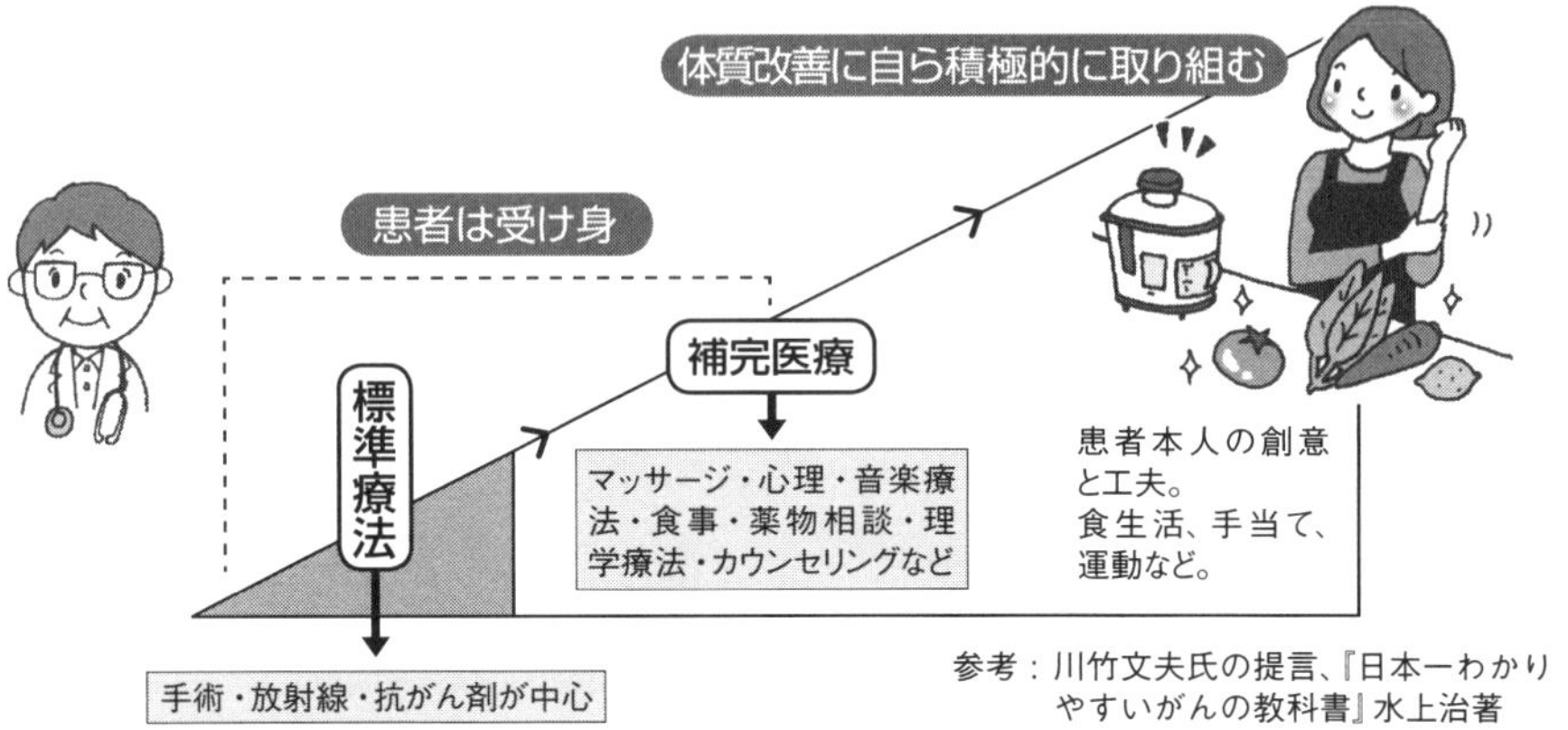

参考：川竹文夫氏の提言、『日本一わかりやすいがんの教科書』水上治著

本来もっている自己治癒力を最大限発揮できれば、がんでさえも治る可能性がある、という信念に基づいて、古来伝承されてきた医療を含め最新の方法も駆使して、自己治癒力を上げる医療です。

人間を細分化し、機械論的に捉えるのではなく、人間の構成要素である心、スピリット（精神性）も含めて社会的存在として丸ごと捉え、これらすべてのレベルが調和すれば、生命力が上がって、健康が実現すると考えています。

私が診てきた患者さんで奇跡的な治癒例は、みなそれぞれ自分に合った治療法を組み合わせており、ステージ4でも治っています。一つの方法だけでは無理ですが、「いのち」（自然治癒力）を高め続けていけば、再発・転移を防ぎ、治癒に至るのです。

補完・代替医療は、ほとんどが体にやさしく、患者さんの個を重視した方法です。ちなみに、補完医療の「補完」の意味は西洋医療と「ともに」おこなうという意味で、代替医療とは西洋医療の「代わりに」おこなうという意味です。

現在のアメリカの医療では、「統合医療」ということばが一般的になっていて、標準治療と補完医療のなかから、最適の組み合わせをピックアップして医療がおこなわれています。ただし、がんの統合医療は、最新の標準治療をマスターしていて、同時に補完医療に精通した医師のみが提供できる医療です。残念ながら、わが国にはこの医療を提供できる医師はわずかしかいません。

■標準治療との組み合わせが望ましい医療

私のがんの治療では、あくまでも標準治療が前提で、できるだけがん細胞の数を減らし、そのうえでの補完医療を適宜採用してがん体質を改善し、最終的にがん細胞をゼロにすることを目標にします。この組み合わせで間違いなく完治率が高まります。どんな補完医療も基本的にＱＯＬを高めますが、それ自体にはがんを治癒する力はないので、標準治療との組み合わせが必要なのです。

２０１７年のエール大学（アメリカ）の発表では、がん医療を代替療法のみで施行すると、5年後の死亡率が標準治療の2・5倍以上にもなります。このデータのように、代替療法だけでがん治療にアプローチするのは危険なのです。当院にも、「代替療法だけで治したい」と希望する患者さんが多数来院されますが、標準治療との組み合わせをお勧めしています。しかし、かたくなに代替療法だけを信じ続けて、大切な命を奪われていく方々が多くおられることをとても残念に思っています。

私は、がん医療においての望ましい治療方針とは、

①より高い治癒率

②より少ない合併症

③より少ない後遺症

④より高いＱＯＬ

この四つをできるだけ実現する治療だと考えています。

補完医療には科学的根拠が乏しいという意見がありますが、厳密な臨床試験を経なくても、副作用がほとんどなく、患者さんが満足する効果が出たという事例があれば、採用しても良い、と私は考えています。

臨床試験は統計処理を施すので、わかるのはあくまでおおよその傾向であり、例外的な患者さんのデータは無視されてしまいます。また、生存月数が最重要と考えられており、患者さんのその後のＱＯＬは軽視されます。

■海外では自然療法に健康保険を適用

私は、世界三十数カ国の医療の実態を見てきました。日本の健康保険医療において

表①　ＭＤアンダーソンがんセンターの補完医療

鍼
マッサージ
心理療法
音楽療法
食事療法
薬物相談
理学療法
スピリチュアル・カウンセリング

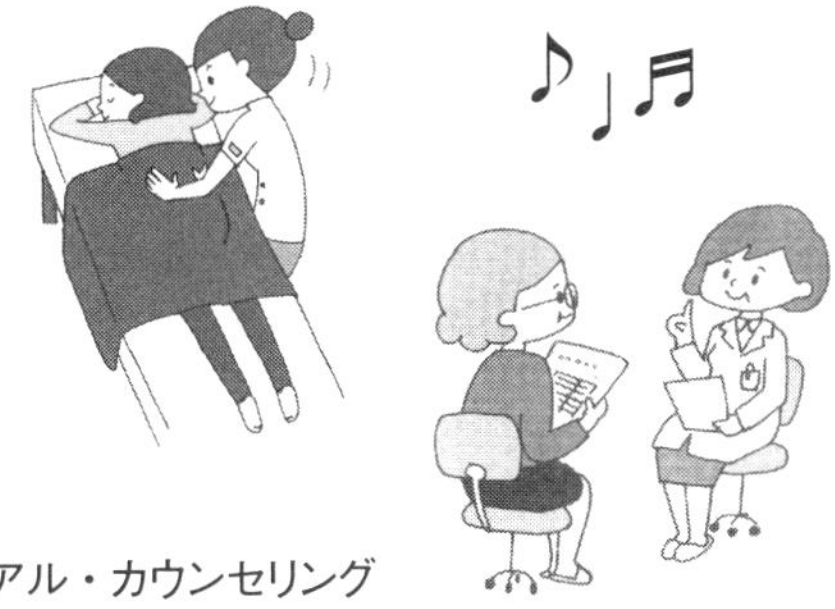

は、標準治療以外の治療は認められていませんが、アジア諸国、とくに中国、韓国、台湾、インドなどでは、伝統医療の医師が国家資格を与えられて尊敬されており、人びとは西洋医療も伝統医療も自由に選択することが可能になっています。たとえば、ベトナムでは、大学の医学部教育は７年間ですが、６対４の比率で西洋医学と伝統医学を学び、医学生は、両者の医療の良い面を取り入れられるようになっています。

　西洋医学しか認められず、がん専門病院で漢方薬を出すことにさえ科学的根拠を求められるのは、日本だけです。ヨーロッパでは、健康保険の対象になる薬草が多く、温泉療法にも健康保険が適用されます。自然療法的ながん医療にも、一部健康保険が認められています。また、アメリカでも、自然療法医などが医師免許を取得できます。

　世界中のがん専門病院では、補完医療が日常的におこなわれています。がん医療においてアメリカナンバーワンといわれるＭＤアンダーソンがんセンターでは、希望すれば補完医療が受けられます。前ページの表①は補完医療のリストですが、スローンケッタリング記念がんセンターや、ハーバード、スタンフォードなどの有力大学病院も同様の補完医療をおこなっています。

アメリカでの実態調査では、乳がんの患者さんの5〜6割が、標準治療と並行して補完医療を受けています。私は長年、補完医療をおこなっていますが、がん専門病院で適切な標準治療を受けたうえで、補完医療を加えると、標準治療の効果が増強し、さらに、副作用の軽減効果もあることを実感しています。

では、なぜ日本では補完医療が普及しないのでしょうか。いろいろな理由が考えられますが、二つの大きな理由があると考えています。

一つ目は、患者さんの医療に対する主張・要求が弱いからだと思っています。医師と治療方針を話し合うときも、患者さんや家族がおとなし過ぎるのです。たとえば欧米では、患者さんが補完医療を別の医療機関でやっていることを、医師がきちんとした根拠なく反対すると「患者にはあらゆる医療を自由に選択する権利がある」という社会常識がありますから、医者が止めるなら「訴訟を起こします」、と医師に迫ります。

二つ目は、かつて広がった「アガリクスでがんが消える」といった極端な風説に対する反発心が医師に強くあるのだろうと思いますが、情報を批判的に受け止めるリテラシー*の熟度の違いでしょうか？　欧米では、怪しい情報が流布されるという現象

＊情報の真偽を判断し、必要な情報を活用する能力

表② がん細胞をとりまく本人環境と補完医療がめざすもの

がん細胞の環境	補完医療がめざすもの
嫌気性（酸素を嫌う）	酸素補給
低温環境	体温上昇
血流低下	血流改善
免疫力低下	免疫力上昇
酸性	弱アルカリ性
弱い抗原性	抗原性強化環境
活性酸素増加	抗酸化
炎症	消炎
ブドウ糖代謝亢進	ブドウ糖減少
ホルモンアンバランス	ホルモンバランス
交感神経優位	副交感神経優位

はあまり起きません。

■完治をめざす九つの治療法

補完医療をひと言でいえば、体内環境を改善することで完治をめざす治療法です。

近年の研究によれば、表②のように補完医療では、がん細胞を取り巻く体内環境の改善をめざします。がん細胞は、免疫が低下した環境で再発・転移をより起こしやすくなります。筆者の臨床経験では、標準治療に補完医療を加えたほうが、間違いなく治療成績は向上します。

では、私のクリニックでおこなっている主ながん補完医療を紹介しましょう。これらの一つだけではパワーが弱いので、組み合わせをお勧めしています。

①超高濃度ビタミンC点滴療法

さまざまな治療法のうち、高濃度ビタミンC点滴療法は副作用がなくて、もっともがん抑制に効いている治療法です。直接的な抗がん作用がある治療法は、ほかにありません。

ノーベル賞を単独で2度受賞した天才科学者ライナス・ポーリングによる、ビタミンC点滴ががんに有効であるとの論文が刺激になって、筆者が治療に採用したのは45年ほど前です。それなりの効果を感じましたが、1回の量が20g程度で少なめでした。アメリカの医師たちの批判があり、いったんは忘れられたこの治療法ですが、十数年前から75g前後の大量の点滴で明白な効果がみられるようになり、世界中に広がっています。日本でも実践する医療機関は約700を数えます。医師ががんになったらまず受けたいのが、この医療という調査結果もあります。

なぜビタミンCががんの治療に有効なのでしょうか。それは、血清中のビタミンC濃度の上昇によって、過酸化水素が大量に発生し、がん細胞を死滅させるのです。アメリカを中心として世界中の20近い大学病院やがん専門病院で臨床試験中です。わが国でも東海大学病院で臨床試験を継続しています。

この超高濃度ビタミンC点滴療法は、単独ではがんの塊《かたまり》を消すことができませんので、化学療法や放射線療法を併用することをお勧めします。しかし、高齢であるとか、どうしても標準治療を避けたい患者さんのケースでは、腫瘍との共存を前提にして、この療法を単独で採用することもあります。腫瘍の状態が大きく悪化することもなく、新たな転移もなく、元気に過ごしている人が大勢います。ビタミンC点滴直後、元気になったという実感がある患者さんは、リピーターが多いです。

手術後の再発予防、抗がん剤の副作用軽減効果、感染予防など、あらゆるがんの局面に最適です。どんながんでも、どんな状態でも、基本に置くべきがん補完医療と位置づけています。

②オゾン療法

オゾンは気体ですので、血液と接触させて体内に戻すと、血液中の酸素が増え、体温が上がります。同時に過酸化水素を発生させることで、がん細胞を死滅させます。施術としては、血液100㎖を採血し、オゾンを接触させて血管内に戻します。ヨーロッパでポピュラーな医療で、アメリカにも広がっています。

③鍼《はり》

鍼は乳がんの患者さんの鎮痛、倦怠感や吐き気の改善などの効果があります。また、不安やうつを改善するという報告、ホルモン療法の副作用軽減効果を示す報告もあります。当院では、山元式新頭鍼療法（通常の経絡《けいらく》治療と異なり、頭に鍼をさす特殊なもの）を採用して、QOL改善に役立てています。

④漢方薬

代表的な体力増強剤である、補中益気湯《ほちゅうえっきとう》、十全大補湯《じゅうぜんだいほとう》、人参養栄湯《にんじんようえいとう》などは、抗がん剤の副作用を減らし、ＱＯＬを改善する働きがあり、健康保険の対象薬ですので、担当医と相談して試してみる価値があります。

⑤マッサージ

アメリカのがん専門病院でよくおこなわれ、患者さんから支持されています。全身状態が改善され、気分転換の効果もあります。

⑥温熱療法

試験管内では、がん細胞は42度で死に始め、43度でほぼ全滅します。この事実に基づく治療は、ドイツをはじめヨーロッパで盛んで、ほぼあらゆるがんに適応できます。当院でも「全身温熱療法」「局所温熱療法」などを試みてきましたが、生体内ではがん細胞は新しい血管を作り、熱くなった血液を放熱するので、がん細胞が生き延びてしまい、単独では顕著な効果を認めることができません。基本的には、抗がん剤や放射線療法との併用をお勧めします。

家庭で応用できる方法としては、入浴時に体温を38度程度まで上げて、浴室を出た後も、その体温を持続する方法があります。体温を38度に維持するには、40度くらいの湯船に15分以上入ります。半身浴だとさらに長い時間、体温を高めに維持することができます。全身の血流を良くし、がん細胞が生存しにくい体内環境を作ります。ただし、適切に水分を補給するように注意してください。

⑦音楽療法

欧米では音楽療法が盛んです。別に自分で演奏しなくても、好きな曲を聴いているだけでも効果があります。音楽によって、リラックスすることができ、副交感神経が優位になるため、免疫機能も高まります。

⑧サプリメント

さまざまなものが出回っていますが、筆者の臨床経験では、抜群に効果的といえるものはほとんどなく、効果には個人差があります。3カ月くらい使って、効果があるかどうかで継続するか否かを判断するとよいでしょう。サプリメントには、粗悪品もみられるので注意が必要です。高価過ぎるもの、高い効果を強調している商品はお勧めできません。

●栄養サプリメント

がんの人は栄養失調に陥っていることが多いので、ビタミンやミネラルのサプリメントによる補充をお勧めしています。それだけで体力が戻りやすくなります。食欲低下のときには、たんぱく質含有のものもいいでしょう。

●薬草系サプリメント

筆者がよく使っているのは、薬草系のサプリメントです。ときに大きな効果が出ることがありますが、化学療法の副作用を軽減する効果のほうが大きいようです。進行がんでも、ＱＯＬを良好にして、延命効果が期待できます。筆者は、臨床データのあるもののみを厳選して推奨しています。

きのこ類：マイタケでもシイタケでもアガリクスでも、免疫力を高める作用や抗酸化作用が期待できます。

プロポリス：世界最古のサプリメントで、ハチが集めた樹皮エキスです。直接的な抗がん効果もあり、免疫賦活作用や抗酸化作用などもあります。がんの補完医療には、成分分析の結果、ブラジル産が優れていると評価しています。

乳酸菌系：乳酸菌など善玉菌をそのまま飲む方法がありますが、生菌でも死菌でも効果に大きな差はありません。また、腸内の善玉菌を増やすオリゴ糖や食物繊維、発酵食品などを摂取して、善玉菌を増加させる方法もあります。腸管の免疫機能の研究は大きな進歩を遂げています。

コエンザイムＱ10：体に必要な補酵素で、抗酸化作用があり、ミトコンドリアを活性化します。

イソフラボン系：大豆イソフラボンがエストロゲン（女性ホルモン）受容体に作用する可能性があるため、大豆イソフラボン系のサプリメントは乳がんに推奨されていません。しかし疫学調査では、大豆イソフラボンを多くとった乳がんの患者さんは再発リスクを下げ、より長く延命する傾向があります。大豆、とくにみそ汁を多く飲む女性に乳がんリスクが少ないことを考えると、納得できるデータです。

メラトニン：松果体ホルモンの一種。不眠に悩んでいる人は試す価値があります。抗がん剤の副作用を減らす働きもあります。

グルタミン：アミノ酸の一種（グルタミン酸とは違う成分）。食後10gずつの服用で、抗がん剤の副作用を軽減するといわれ、アメリカでよく使われています。

⑨ライフスタイルの指導

がんは生活習慣病ですから、食事・運動・精神などのライフスタイルの改善が効果を発揮します。欧米では、食事療法、運動療法、心理療法などが効果的であるとする論文が増えてきました。

■食事療法の注意点　厳格な方法を避けて和食を基本に

高脂肪の欧米型の食事が乳がん増加の背景にありますから、食事は和食を心がけましょう（4・5・6章）。がんになってからでも、食事を改善することで、がんの進行が遅くなる傾向があることを多数の論文が指摘しています。

最近、ケトン体食（減糖食・断糖食）が話題になっています。しかし、がん細胞がブドウ糖を好むことは事実ですが、糖質を減らし、糖代謝を制御するだけでは、がん細胞を必ずしもコントロールできません。医師の指導のもと、3カ月間程度挑戦して効果が乏しければ、中止します。糖質ゼロレベルの厳格な食事管理をしないと、効果が現れないようですが、そうした厳格な食事管理が継続できるかどうかも問題です。

最新のIntegrative Oncology 2nd Edition Oxfordyというがん統合医療でも、ケトン体食は、まだ臨床研究が始まったばかりで評価できないとして、推奨されていません。ただし、糖質でも玄米のような繊維の多いものは推奨されています。

ゲルソン療法という純菜食で、野菜ジュースを多量にとる食事療法は、考え方は賛成できますが、1日に2ℓ以上も飲む必要があり、極端に痩せてきて免疫力を低下させることになると逆効果です。私は、ゲルソン療法の著効例をほとんど見たことがありません。

■運動療法　乳がん予防に有効

がんと診断されただけで、自宅に引きこもる人がいますが、むしろ適切な運動をお勧めしています。生命エネルギーを作っている細胞の中のミトコンドリアを活性化すると、がん細胞の成長が抑えられます。運動は、ミトコンドリアの活動を促進させるので、がん予防に効果があるのです。

運動によって、免疫を司るリンパ球の機能が強まったり、免疫力を上げるサイトカインという化学物質などが増えることが、わかっています。

運動が乳がんの患者さんの全身状態を改善し、死亡率を低下させる効果が報告されています（次ページ図②）。どんな種類のがんでも、運動はQOLを改善し、予後にも効果的です。アメリカでは乳がんの人が運動するのは常識になっています。

日本人女性5万人を対象にした調査では、閉経後の女性が運動やスポーツを週に3回以上おこなうことで、乳がんの発症率を30％程度下げることがわかりました。がんになっても日頃の運動を心がけると、再発が半減します。
●ウォーキングなら週に4～5回（合計3～5時間）。
●ジョギングやスイミングなら、もっと短い時間でよいでしょう。
●筋トレも免疫力を上げる働きがあります。血流を良くするからです。
●ストレッチも関節を伸ばすことで気持ちが良くなり、免疫力を上げます。
最近注目されているのは、3分間早歩きし、3分間ゆっくり歩くウォーキングを15分以上繰り返す「インターバルトレーニング」です。ミトコンドリアを活性化し、筋力・持久力の向上にも有効です。

いろいろな運動を組み合わせて、毎日を過ごすように努めましょう。

■心理療法　生きる力をサポート

図② 運動している人は乳がん死亡率が低い
(乳がん患者の死亡率と運動・ハーバード大学)

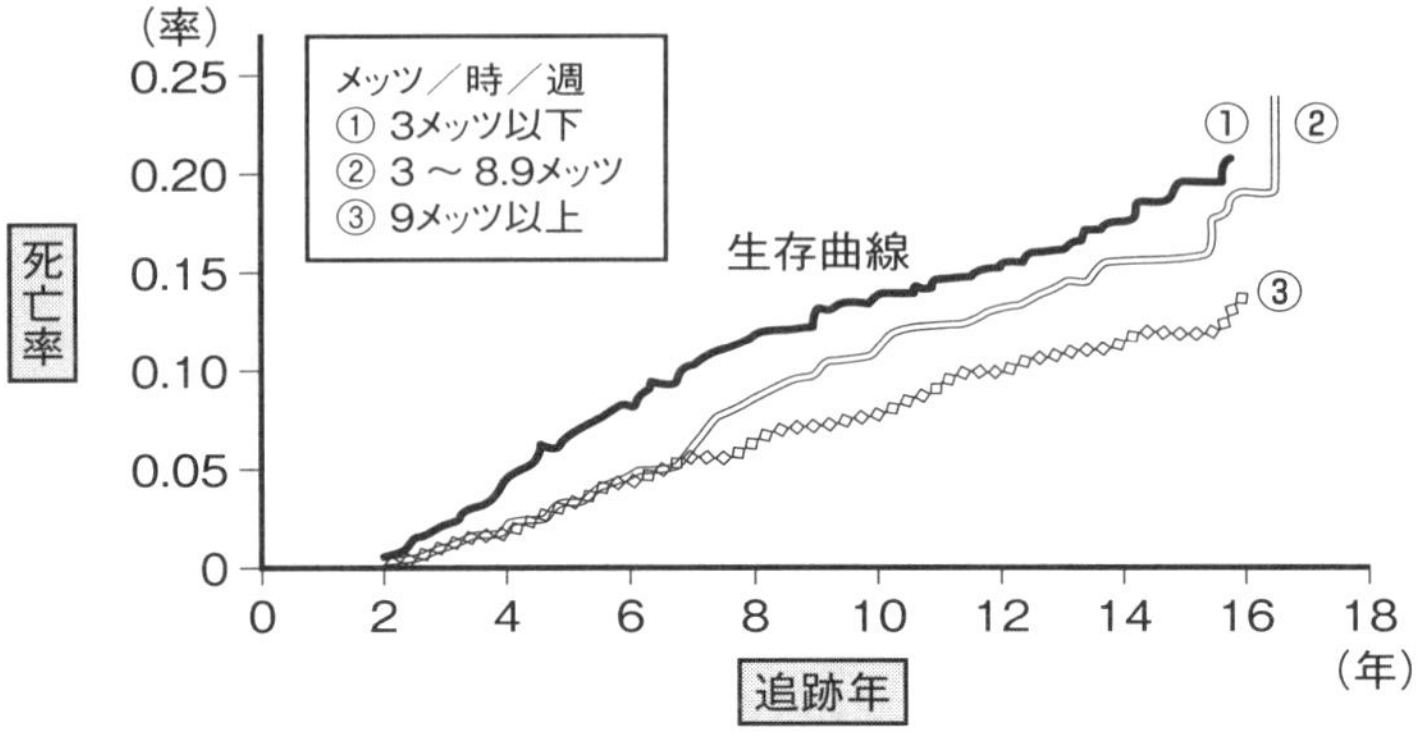

1メッツは安静時。3メッツは歩行時。1週間に1時間あたり9メッツ以上運動している人は死亡率が低い。
メッツとは、運動の強度を示す単位。運動をおこなったときに、安静時の何倍のエネルギーを消費しているかを示す。

メンタルケアも大切です。病院で冷酷な余命告知をされると、死のイメージに呪縛されて、うつになりやすいので、私は断言的な余命告知には反対です。人間はどんな逆境でも一縷《いちる》の望みをもつものです。

　サイモントン療法は、死をも受け入れることで気持ちを楽にし、否定的な考えに捕らわれない自分を発見する療法で、アメリカの精神腫瘍学者・精神神経免疫学のカール・サイモントンが考案、がん治療における精神面へのサポート法として評価されています。専門医の施術によって、がんと共存しやすい心の環境を作ると言ってもよいかもしれません。当院でも専門医による加療が可能です。

　生きることに前向きにならないと免疫力が低下してしまいますが、「どうしても前向きの気持ちを持続できない」というのも患者さんの現実です。逆らわないで素直に状況を受け入れる、という東洋的な考え方もあります。森田療法では、死を恐れる自分、がんが自分に存在している事実をあるがまま受け入れることで、気持ちが楽になり、むしろ生きようと思う気持ちが強まり、最終的にはがんの進行を遅らせることをめざします。

■がん患者会　励ましあい支えあう

がん患者会に入るのは欧米ではごく普通ですが、日本では意外と普及していません。患者同士がお互いの悩みや不安を共有したり、情報交換し、励ましあい支えあう場は貴重です。20年間、患者会とともに歩んできた私の経験からすると、患者会の会員はより良い経過をたどりやすいことは確かです。

これまで45年間以上、がん治療に携わってきましたが、がんを克服した人は「治す」という強い気持ちをもったポジティブな人です。「もう助からない」と医師から言われても、治療法はたくさんあります。どんな状況になっても、あきらめず希望をもつことです。

ストレスを避けてリラックスを心がけ、毎日楽しく前向きに過ごすことによって、がんを乗り越えることができます。

コラム①

睡眠中にがん細胞が減る！

早寝でたっぷり眠るのが予防・治療のポイント

日本人は世界的にみても睡眠時間が短く、成人の４割が６時間未満の睡眠しか確保できていません。

１日の睡眠時間が６時間以下の女性は、７時間寝ている女性に比べて、乳がんのリスクが約 1.6 倍になることがわかっています。これは、東北大学が約２万 4000 人を７年間追跡調査した研究です。

動物実験でも、睡眠不足のマウスでは、本来ならがん細胞を攻撃するはずの免疫細胞が、逆にがん細胞の増殖を促す作用をすることがわかりました（アメリカ・シカゴ大学、2014 年）。

睡眠中は、メラトニンというホルモンが分泌されます。すると、がん細胞を攻撃するナチュラルキラー細胞など免疫に関わるリンパ球の仲間が活性化し、がんの元になる細胞を消滅させます。

また、メラトニンが多いと、女性ホルモンの分泌が抑制され、乳がんリスクを下げるのです。

ところが、夜遅くまで明るいなかで過ごしていると、メラトニンの分泌が減り、がん細胞が増殖しやすくなってしまいます。

生体リズムが乱れやすい国際線の乗務員や夜勤・交代勤務の女性は、内分泌の異常を起こしやすく、乳がんリスクが高いと報告されています。

「がんの芽」がもっともできやすい時間帯は、夜０～朝５時の間といわれています。この時間帯に眠っていることが、がんの予防のために重要です。治療中の患者さんは早めに就寝し、８時間程度の睡眠時間を確保したほうがよいでしょう。　（家庭栄養研究会）

3章

乳がんのリスクを高める人工化学物質

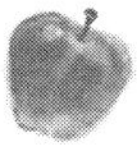

NPO法人ダイオキシン・環境ホルモン対策国民会議理事
水野玲子

＊有害物質などにさらされること

■日常生活には発がん物質がいっぱい

女性の乳がんについては、さまざまなリスク要因が指摘されてきましたが、最近では、乳房の発達をコントロールしている女性ホルモン（エストロゲン）が、乳がん発症にも深く関わっている可能性が注目されています。

一方で、日常生活のなかに存在している、女性ホルモン作用をもつ人工化学物質（環境ホルモン）については、これまであまり問題視されてきませんでしたが、アメリカがん学会（American Cancer Society）は、最新の報告書『乳がん―証拠と統計2017―2018』の中で、乳がんと人工化学物質との関連について、以下のように報告しています。

「動物実験では、さまざまな産業化学物質に長期間、高用量ばく露＊することで、乳房の腫瘍が増殖することは明らかである。しかし、人間にとっては、どの程度の生活環境中の有害物質のばく露が、乳がんリスクを上昇させるかはまだ明らかではない」としています。

たとえば、有機塩素系の化学物質、悪名高い環境ホルモンであるDDT（殺虫剤）についても、「子宮内でばく露すると、人生後半で乳がんリスクが上昇するといえるが、DDTと乳がんの確かな因果関係はまだ確立されていない」としています。

表① 国際がん研究機関（ＩＡＲＣ）の発がん物質分類（2018 年 4 月時点）

グループ１	**ヒトに対する発がん性がある** ●ヒトへの発がん性について十分な証拠がある
化学物質など120種類	アスベスト、ヒ素、アフラトキシン、ホルムアルデヒド、ＰＣＢ、ベンゼン、エックス線、ガンマ線、紫外線、経口避妊薬の組み合わせ(個々の物質としてではなくグループとして評価)または経口避妊薬の常用など
混合物	アルコール飲料、加工肉、タバコ製品(無煙のタバコも含む)など
仕事の環境など	石炭ガス製造に従事、タバコの煙、家具製造に従事など

グループ2A	**ヒトに対しておそらく発がん性がある** ●ヒトへの発がん性については限られた証拠しかないが、実験動物では十分な証拠がある
化学物質など82種類	アクリルアミド、ベンゾピレン、ジクロロメタン、クレオソート、非ヒ素系殺虫剤
混合物	ディーゼルエンジンの排気ガス、65度以上の熱い飲みものなど
仕事の環境など	美容・理容に従事、石油精製に従事、シフト勤務、日焼けサロンの紫外線の照射

グループ2B	**ヒトに対する発がん性が疑われる** ●ヒトへの発がん性については限られた証拠はあるが、実験動物では十分な証拠がない場合、またはヒトへの発がん性については不十分な証拠しかないが、実験動物では十分な証拠がある場合
化学物質など299種類	クロロホルム、ＤＤＴ、クロルデン、パラジクロロベンゼン、二酸化チタン、鉛、超低周波磁界*、無線周波電磁界など
混合物	ガソリンエンジンの排気ガス、ポリ臭化ビフェニルなど
仕事の環境など	大工・建具作業に従事、ドライクリーニングに従事など

＊低周波は、ＩＨ調理器、家庭用電化製品、高圧送電線などが発生源
出典：国際がん研究機関（IARC）の発がん物質リストより一部抜粋して著者が作成

しかし今日、環境中に排出されている約10万種類の人工化学物質が、ホルモンの機能や遺伝子発現を変化させることは、もはや明らかです。

乳がんに限らず、国際がん研究機関（IARC）は、前ページ表①のように発がんに関わる物質と環境要因をいくつか分類して発表しています。もちろん、これらの中に環境ホルモンもたくさんあります。

■プラスチックや農薬、化粧品も要注意

国際がん研究機関の報告のほか、海外の市民団体は、日常の製品に含まれる人工化学物質にも乳がんのリスク要因があるとして、注意喚起しています。イギリスの乳がん協会は、とくに環境ホルモン作用がある物質を含む製品を、使わないように注意しています（表②）。

プラスチック容器から溶け出すビスフェノールAなどの環境ホルモンについて、最近20年間で数多くの科学的証拠が蓄積されました。また、プラスチックは燃えやすいので、燃えにくくするための難燃剤（臭素系難燃剤など）や、柔らかくするための可《か》塑《そ》剤（フタル酸エステルなど）が添加され、それらにも強い環境ホルモン（女性ホルモン）作用のあることがわかりました。

とくに化粧品などにも含まれるフタル酸エステルは、動物実験でオスをメス化する

表② イギリスの乳がん協会 (Breast Cancer UK) が注意喚起している有害物質

アルミニウム	制汗剤に含まれるアルミニウム化合物にも乳がんリスク
ビスフェノールA	プラスチック容器などから溶け出す恐れ。白い歯の詰め物、レンズなど
臭素系難燃剤	テレビや家具、カーペットなどに多用。危険性が指摘され、代替品に移行中
グリホサート	よく使われる除草剤「ラウンドアップ」の成分。発がん性あり（グループ２A）
パラベン	化粧品や日焼け止め、食品の防腐剤で製品の寿命を延ばす
合成香料	香水や化粧品などに含まれる合成香料、フタル酸エステルや合成ムスク
有機フッ素化合物	テフロン加工の鍋など油や水をはじく製品・防水スプレーなどに添加
農薬	農薬の多くが発がん物質。環境ホルモン物質の約半分が農薬
フタル酸エステル	化粧品やプラスチックの可塑剤。オスのメス化など動物への生殖毒性あり
ＰＥＴ（ポリエチレンテレフタレート）	飲料水のペットボトルなど短期間の使用は安全だが、熱したり、長期間保存すると重金属のアンチモン（環境ホルモン）が溶出する恐れあり
合成ムスク	香水、洗剤、柔軟剤などに含まれる。残香性高い
トリクロサン	薬用せっけん、デオドラントなどに使われる。毒性が高く日本でも自主規制

出典：A-Z of harmful chemicals (Breast Cancer UK)
＊上記の物質のほとんどに環境ホルモン作用が確認されており、環境ホルモンが溶出する可能性がある

など生殖機能に大きな影響を与えます。

プラスチックがあふれる生活では、知らないうちに、それらが体の中に取り込まれ、女性ホルモン作用が増強されることにより、乳がんリスクを高める可能性があります。

■乳がんと防腐剤パラベンの関係

最近注目されているのが、日焼け止めや制汗剤など化粧品のほとんどに防腐剤として使用されている「パラベン」です。とくに制汗剤は、脇の下の発汗や汗のにおいを抑えるため、日本ではエチケット商品として盛んに宣伝されていますが、諸外国では科学論争が起きています。「制

＊ Byford et al.2002, Darbre 2003, Harvey 2003, Harvey and Everett 2004, Darbre et al 2004a, Harvey and Darbre 2004.

「パラベン、脇の下の化粧品と乳がんに関する見解」欧州委員会（ＥＣ）

○ 脇の下に使用される制汗剤などは、乳房の近くの皮膚から直接吸収される。
○ それらは洗い流されることはなく、脇の下の乳房の上部に蓄積される可能性がある。
○ 乳房の上部で脇の下近くの部分（乳房を４分割した場合）が、がんなどの腫瘍がもっとも発生する場所である。
○ エストロゲン（女性ホルモン）は、乳がんに関連することがよく知られている。
○ パラベンは、弱い女性ホルモン作用をもつことがわかっている。
○ さまざまな化粧品の99％にパラベンが含まれている。
○ ヒトの乳がん腫瘍細胞のなかにメチルパラベンは12.８ng/ｇ 、エチル、プロピル、ブチルパラベンは２.０～２.６ng/ｇ 検出されている。

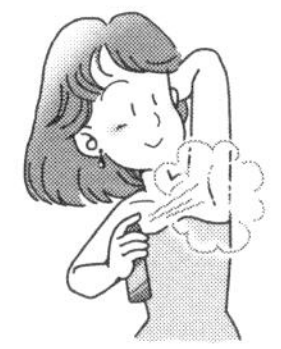

汗剤のパラベンが乳がんに関連」という噂がインターネット上で「炎上」し、公的機関がパラベンの有害性についてコメントを出す事態になりました。そもそもパラベンは、数十年前から環境ホルモンであることが指摘されていた物質で、女性ホルモン作用があるのです。

その公的機関のコメントの根拠となったのが、イギリスのDarbreらによる論文＊です。40人の乳がん患者から１６０の乳がん腫瘍サンプルを採取し、その99％のサンプルから少なくとも1種類のパラベンを検出し、60％から5種類のパラベンを検出しました。この研究では、とくに乳房の上部で外側（乳房を4分割したとき）のリンパ腺に近い場所に、腫瘍細胞が集中していたのです。ことの重大性に、05年には欧州委員会（ＥＣ）は上記のような見解を発表しています。

このほか制汗剤には、汗腺にふたをするためにアルミニウム化合物が使われており、それらもパラベンとともに乳がん腫瘍からたくさん検出されて問題視されています。脇の下の汗やにおいが気になる人は、乳がんのリスクを避けるため、熱いタオルなどで汗を拭きとり、制汗剤はオーガニックの製品を使うことをお勧めします。

■更年期障害の治療薬や避妊薬の合成ホルモンも影響

環境ホルモンとは、そもそも「外因性内分泌かく乱化学物質」とよばれ、体の外から入るホルモンかく乱物質ですが、世界保健機関（ＷＨＯ）は「環境ホルモンに関する総合的評価書２０１２年」のなかで、環境ホルモンが乳がんだけでなく、子宮内膜症や子宮筋腫など、女性生殖機能の異常に深く関わっていると指摘しています。

人工合成ホルモン入りの治療薬や避妊薬などは、〝薬〟として販売されているので、体に害があるとは思っていない人が多いでしょうが、乳がんリスク増加に関与している可能性が濃厚になってきました。

ホルモン補充療法（ＨＲＴ）とは、更年期障害の治療のために閉経前後に体内で不足する女性ホルモン（エストロゲン）を補充する療法です。更年期の症状緩和のために、各国でホルモン補充療法がおこなわれてきました。

ところが、アメリカで更年期障害のホルモン補充療法を受けた16万人の女性を調査した結果、心臓病のリスクが上昇していることが判明しました。また、アメリカ疾病対策センター（CDC）は、乳がんのリスクに関する報告書のなかで、ホルモン補充療法を5年以上受けた女性は、乳がんのリスクが上昇するとしています。

さらに、人工的に合成した女性ホルモンを体に入れることによる乳がんリスク増加について、CDCは経口避妊薬（ピル）にも同じようなリスクがあるとしました。

一方で、国際閉経学会などの専門学会は、今でも、ホルモン補充療法は不正出血や吐き気、乳房の張りや痛みなどの副作用に悩まされても、更年期障害の緩和にメリットの多い治療であるとしています。

女性の体内で分泌される一生分の女性ホルモンの量は、およそスプーン1杯程度といわれています。不足しそうだからと、安易に人工合成ホルモンに頼るのは危険です。女性ホルモンは「肌や髪を美しくする」「女性らしい丸みを帯びた体のラインになる」「高齢になっても、いつまでも若く」などと宣伝されていますが、女性ホルモン入りの薬剤やサプリメント、化粧品の使用は、できるだけ避けたいものです。

■乳がんは〝社会的正義の問題〟と主張するアメリカの患者団体

日本に比べてはるかに乳がん患者が多いアメリカでは、数多くの乳がん団体が活発に情報発信するとともに、乳がんの増加を、環境汚染を含めた大きな社会問題として

＊1 Breast Cancer Action. 2016-17 年報告書
＊2 Breast Cancer Org. A Step-By-Step Guide to Reducing Your Risk of Breast Cancer
＊3 2017 年、乳がん基金（The Breast Cancer Fund = BCF）から乳がん予防パートナーズ（BCPP）に名称変更
＊4 Campaign for Safe Cosmetics

認識しています。そのなかでも「乳がん行動（Breast Cancer Action）」＊1は、乳がんの根本的な原因を、個々人の生活習慣や食事だけではなく、個人では対処できない環境汚染がもたらした社会問題であると捉えています。

日々私たちは、望まないにもかかわらず、数えきれないほどの有毒物質にばく露させられています。乳がんの原因は、そうした現代の生活環境にこそあるとする考えです。その意味で、乳がんの増加は「公衆衛生上の危機」です。同団体の目的は、乳がんリスクとともに生きなくてはならないすべての女性のために、「社会的正義」を達成することだとしています。そのために、有害物質の排出に関わる企業に対し、利益よりヒトの健康を大切にするよう呼びかけ、社会的アピールをおこなっています。

「乳がん団体（Breast Cancer Org）」は、「あなたの乳がんリスクを減らすためのガイド」＊2という冊子を作成しました。そのキャッチフレーズは、〝ピンクに考え、グリーンに生きよう！〟（Think Pink, Live Green）です。推奨する生き方や考え方31のなかから、いくつかを紹介しましょう（次ページ）。

そのほか、「乳がん予防パートナーズ（Breast Cancer Prevention Partners）＊3」では、乳がんの環境リスク低減のために〝安全な化粧品キャンペーン〟＊4の活動を、他団体とともに推進しています。その活動は、疾病対策センター（ＣＤＣ）の健康と環境に関する国の予算を3倍に増加させたほか、科学的証拠に基づき30件の報告書を

まとめ、ウォルマートなどのスーパーに安全な化粧品の販売方針を受け入れさせるなどの成果をあげています。身の回りの環境汚染物質低減に向け、すべての女性が安全に暮らせるという〝社会的正義〟を掲げて、精力的な活動を展開しています。

乳がんリスクを減らすための生き方や考え方

◇２回よく考える
医者の助言を最大限に受け入れ、医学的治療以外にあなたの生活スタイルや食べものの選択が、健康を向上させるか、乳がんリスクを減らせるのかよく考えること。毎回の食事や生活用品を使うたびに、あなたには自分の人生をより健康にするチャンスが与えられています。

◇余分なホルモンを避ける
エストロゲンやプロゲステロンなど、余計なホルモン剤にあなたの体をさらさないこと、経口避妊薬、更年期障害のホルモン治療など、人工合成ホルモンに頼らない方法を考える。

◇不必要に放射線を浴びない

◇容器包装の問題をよく知る
できるだけ安全なプラスチックを選ぶ

◇安全な調理器具、容器を使う
ステンレス、セラミック、鉄、ガラスなどの容器や食器を使い、焦げつかないフライパンなどの調理器具を高温で使わないこと。電子レンジ可と記されているプラスチック容器でも、電子レンジで調理したり熱したりしないこと。

◇自分の家族の個人的な歴史（乳がん歴など）を知る

◇安全なパーソナルケア製品を選ぶ
化粧品や生活用品には、香料、ホルモン剤、防腐剤を含まない製品を選ぶ。日焼け止めを塗るより、日差しを避ける衣服や傘、帽子などを使用する。

◇より健康に役立つ政策のために
消費者の意識の高まりが、より良い政策や法整備に役立つ。健康な製品を選ぶことにつながる投票行動をおこない、環境によい新製品の開発などに必要な法整備のために協力する。

出典：乳がん団体（Breast Cancer Org）「あなたの乳がんリスクを減らすためのガイド」より抜粋

コラム②

アメリカの研究からⅠ

スマホ（携帯電話）で乳がん発症！

ブラジャーに挟んで持ち歩いたのが原因

ＷＨＯ（世界保健機関）の専門組織である国際がん研究機関（ＩＡＲＣ）は2011年、携帯電話などの電磁波を「発がんの可能性あり」と評価しました。携帯電話を長時間使用する人ほど、脳腫瘍のリスクが高まる可能性があると表明しました。

アメリカでは2013年、スマホ（携帯電話も含む）＊をブラジャーに挟んでいると、乳がんになる可能性が高まるとする報告が出ました。カリフォルニア州にある乳がんの専門治療センターのジョン・ウェスト医師による若い女性（21～39歳）４人の症例報告です。

アメリカ人女性の間では、スマホをブラジャーに挟んで持ち歩くという人が珍しくないとのこと。この症例に共通するのは、少なくとも５～６年間、１日10時間以内、スマホをブラジャーの中に入れて持ち歩いていたことです。彼女たちはいずれも家族に乳がん患者がおらず、がんを引き起こす別の環境要因もありませんでしたが、４人とも腫瘍ができた位置がスマホを入れていたところとほぼ一致していたので、電磁波との関連が疑われました。

日本でも近年、携帯電話よりスマホ使用者が増えています。女子高生が制服の胸ポケットに、男性ではズボンのポケットにスマホを入れて歩くのをよく見かけます。電磁波の発がんへの影響を考えると注意が必要でしょう。

（水野玲子）

出典：JG West, et al. Case Reports in Medicine 2013.

＊ smartphone(スマホ)と cellular phone（携帯電話、モバイルフォン、セルラーフォン）。携帯電話スマホが利用する電波の波長は以前より短くなっている。現在は第３世代（３Ｇ回線：波長約16cm）で、第２世代（２Ｇ回線：同約38cm）の半分以下。波長が短いということは、周波数が高いことを示しており、電波のエネルギーが強い。

コラム ③

アメリカの研究からⅡ

原発を廃炉にして、周辺地域のがん患者激減

とくに女性の甲状腺がんと乳がん、子どものがんが顕著

原発とがんの関係については、かねてより甲状腺がんだけでなく、小児白血病増加の報告などが、イギリスやフランスから出ています。また乳がんについても、チェルノブイリ原発事故では、ベラルーシやウクライナの汚染地域で増加が報告＊[1]されました。

2018年現在、アメリカには99基原発がありますが、近年コスト面から原子力発電からの撤退が相次ぎ、各地で原発の廃炉がおこなわれています。そうしたなかで、13年、カリフォルニア州にある某原発＊[2]が、廃炉になってから20年が経過して初めて、この間のがん患者の調査＊[3]が実施されました。

この原発は、州都サクラメントの中心から25マイル（約40km）のところにありますが、人口約140万の同地域（大都市部）のがん患者数が、この間に予想されていたより4319人減少したことがわかりました。減少数は男性に比べて女性が4倍で、さまざまながんのなかでも、とくに女性の甲状腺がんと乳がん患者が減りました。これらのがんは放射線の影響を受けやすいとみられます。

また、子どものがん患者の減少も顕著で、廃炉から5年間に子ども（0～19歳）のがん発症率は約14%低下し、さらに5年後には州レベルを下回りました。この報告は、原発の周辺に住んでいる数百万人のアメリカ人にとって、非常に大切なものであるとコメントされています。

（水野玲子）

＊1：Eero Pukkala. Et al. Int.J. Cancer 2006.
＊2：California Rancho Seco Nuclear Reactor
＊3：J Mangano, et al. Biomedicine International Journal 2013.

4章

自然治癒力アップにはパン食より和食がお勧め

元国立がん研究センター中央病院 栄養管理室長
野口節子＋家庭栄養研究会

■食事は自分ができる治療・予防法

乳がんの患者さん数千人の食事相談にあたってきた管理栄養士の幕内秀夫氏は、乳がんになった人はその8割が朝はパン食で、昼はパスタ、夜はご飯1膳程度というパターンの食生活が特徴的といいます（幕内秀夫著『乳がん患者の8割は朝、パンを食べている』）。同氏は「アブラだらけの食事が乳がんを招く」と指摘しています。

長年慣れ親しんできた食習慣を変えるのは、毎日のことだけに、ちょっと大変かもしれません。主食を変えたり、大好きな甘いものやアルコールをやめることは、抵抗があると思いますが、乳がんを予防する食習慣に変えることが回復を早め、再発・転移を防ぐことにつながります。

私たちの体内では、健康な人でも毎日数千個の細胞が突然変異を起こして、がん細胞の芽が発生しているといわれています。でも、がん細胞が増殖しないのは、がん細胞を攻撃するＮＫ細胞（ナチュラルキラー細胞）や白血球の中にあるマクロファージが、がん細胞を食べているおかげです。

人体は37兆個もの細胞で形成されているといわれてますが、それはすべて毎日食べる食べもので作られています。がん細胞が増殖しやすい食べものを選ぶのか、がん細胞を増殖させない食べものを選ぶのかは、あなた自身の選択にかかっています。

食事を変えれば乳がんを予防し、乳がんの進行をストップさせる可能性があります。食事は、あなた自身ができるがんの予防・治療法なのです。

乳がんが少なかった時代の伝統食のなかに、日本人の体質に合った、乳がんを予防する「食の知恵」があるはずです。

これまでの食事を見直し、できるだけ新鮮で安全な野菜、海藻、魚、大豆、ご飯、発酵食品など日本人が伝統的に食べてきた食事を取り入れることがポイントです。

乳がんに負けないためには、どのような食事が良いのか、世界の最先端の研究を交えて紹介します。

■世界的に認められている乳がん予防法

●乳がん診療ガイドライン

日本乳がん学会が公表している「乳がん診療ガイドライン」では、近年、日本で乳がんの患者が増加している原因は、食生活の変化にあることが指摘されています。この「乳がん診療ガイドライン」は、「世界がん研究基金（WCRF）」と「アメリカがん研究協会（AICR）」が共同研究によってまとめた「食事、栄養と運動のがん予防に関する報告書」（2007年）で提言されている「食事指針」と、日本での研究結果をもとに、日本乳がん学会がまとめたものです。

表① 乳がん予防の10カ条

①肥満を防ぎ、正常ＢＭＩを保つ
②毎日30分程度、歩行などの運動をする
③体重を増やす飲料・食物は控える
④植物性食品を主体とした食事をする
⑤動物性食品や加工した肉を控える
⑥アルコールは控えめにする
⑦塩分摂取は１日６ｇ以下に。カビている穀類や豆類は避ける
⑧栄養補給はサプリメントに頼らず、食事からとる
⑨母親は、生後６カ月までは、母乳で育てることをめざす
⑩がん治療後は、がん予防に詳しい専門家の指導を受ける

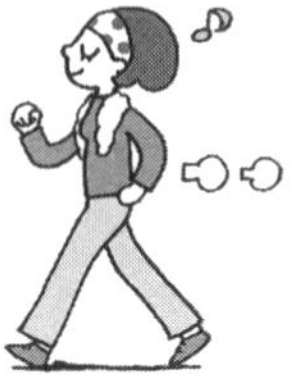

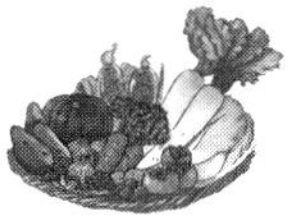

出典：ＷＣＲＦ／ＡＩＣＲ（2007年）より

表②「がんになってからの食事と運動ガイドライン」

①健康的な体重を維持する
②定期的に運動する
③野菜、果物、全粒穀類の多い食事をする
④飲酒量は制限する

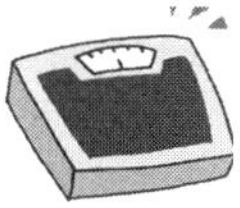

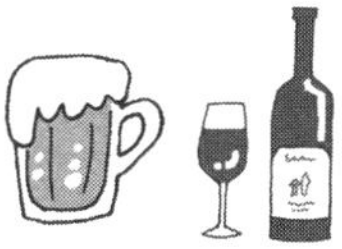

出典：アメリカ対がん協会の提言、2012年

乳がん患者さんへの治療と、再発を予防するための具体的な方針として10項目を提言しています。07年当時の、世界のがん研究の成果による提言ですが、今では世界の乳がん予防法の基準になっています（表①）。

　また、がんになってからの生活指針として4項目があげられています（表②）。

1 乳がんを予防する食べもの・食べ方

① 野菜・海藻のがん抑制効果はトップクラス

野菜は、活性酸素から身を守るファイトケミカル（69ページ）、酵素、ビタミン、ミネラルを豊富に含んでいるので、自然治癒力を高めるとてもすぐれた食材です。

アメリカ国立がん研究所が、世界中の研究報告から、がん予防に効果的な食品を調べたところ、すべて植物性食品で、40種類のうち半分以上が野菜でした（次ページ図①）。そのなかで最強の食材は、ニンニクです。がん細胞を消す免疫細胞を活性化する力が抜群に強いのです。次いでキャベツ、ショウガ、ニンジン、セロリと続きます。

キャベツのジュースは、がん細胞を壊死させる力を3倍以上に高めることが動物実験でわかっています（宇都宮大学特任教授・矢ヶ崎一三氏の研究）。また、帝京大学客員教授の山崎正利氏の研究では、免疫増強剤よりキャベツのほうが免疫力を高めることがわかりました。

そのほか、ナガネギの青い葉先の中にある粘液「ヌル」という成分は、がん細胞を

図① がん予防に有効な食材

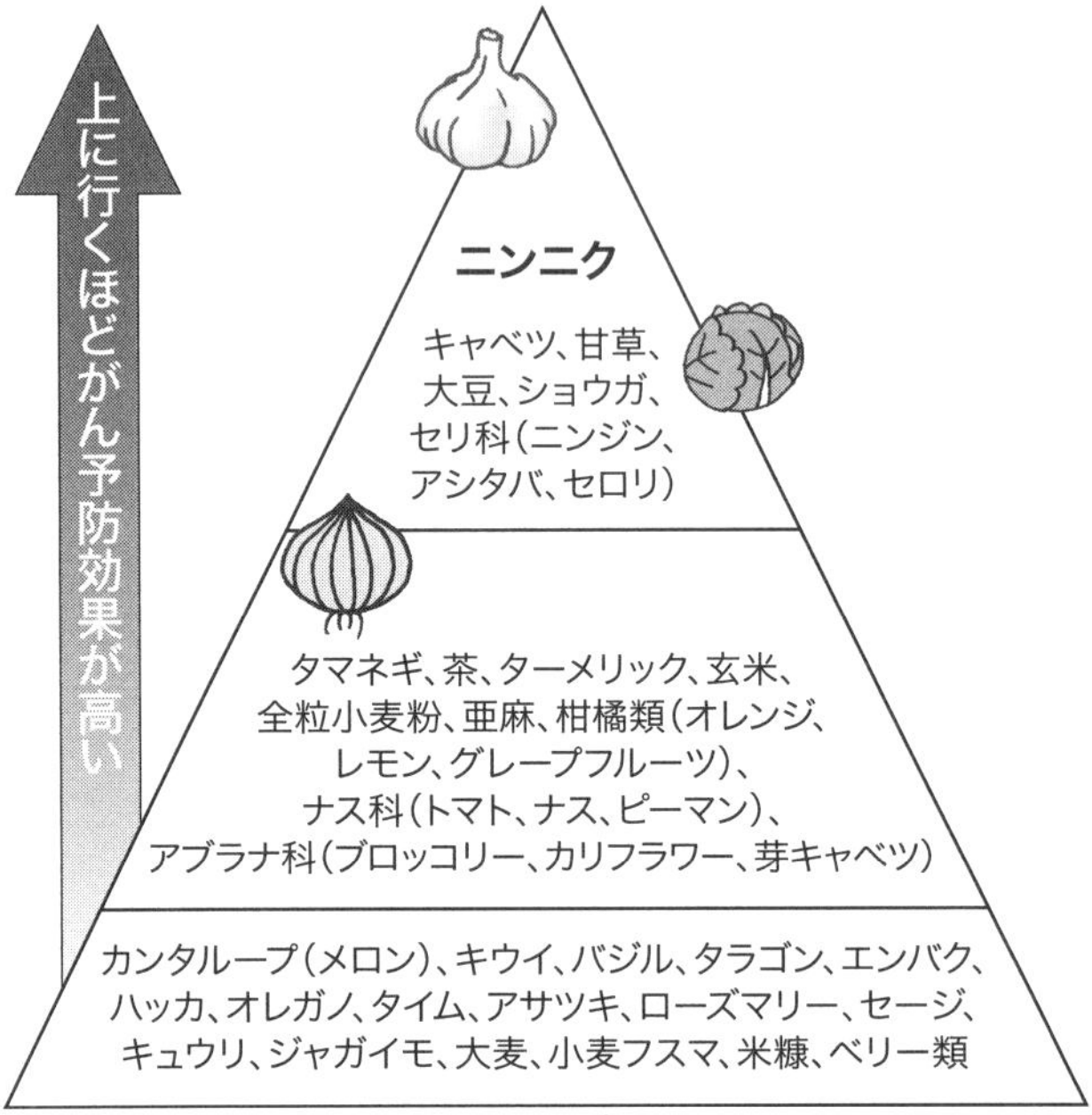

出典：アメリカ国立がん研究所『デザイナーフーズ』より

攻撃するNK細胞を3～4倍活性化することがわかり、抗がん作用が注目されています。

海藻のなかで抜群に効果があるのは、モズクです。ネバネバ成分のフコイダンが、がん細胞の自滅を促進させるという、頼もしい効果があるのです。

がん予防で、もう一つ注目されているのが、きのこです。水溶性食物繊維の一種β-グルカンに、免疫細胞を増やしてがん細胞を減らし、免疫力を活性化する働きがあるからです。とくにβ-グルカンが多いのがハナビラタケで、そのほか、シイタケ、マイタケなどに含まれています。動物実験ではブナシメジにがん転移抑制作用があることが報告されています。

一般の女性が1日に摂取する野菜の量として、厚生労働省が推奨しているのは350gです。でも、がん治療中または再発防止を心がけている方は、それ以上の摂取が必要です。加熱調理やサラダなどで野菜をとるほか、たくさんの野菜が摂取できるジュースにして、食前や食後、食間などに各コップ1杯飲みましょう。量が多い場合は、食物繊維を除くジューサーを使うほうが、胃腸の負担が少なく、お勧めです。

なお、野菜や果物は摂取量が多いので、できるだけ残留農薬の心配がない安心できるものを選ぶのがベストです。

●ファイトケミカルはスープに100倍も多く溶け出す

がんは体内で発生した活性酸素などによって遺伝子が変異した細胞が増殖したものですが、この活性酸素を消去する力をもつのが、野菜・果物・大豆など植物性食品に含まれているファイトケミカルです。ナスの紫色のアントシアニンやトマトのリコピン、お茶のカテキン、ニンニクのアリシン、大豆のイソフラボンなど1万5000種類以上にのぼります。黄、緑、赤、オレンジ、紫、白、黒の7色の野菜を「きみあおむしくん」と呼んでいますが、それぞれ多種類のファイトケミカルが含まれています。カラフルな野菜を意識して食卓にのせましょう（次ページ図②）。

野菜は、そのまま生で食べるよりもスープやジュースにして食べたほうが、ファイ

図② 野菜はがん予防のエース

①ファイトケミカルが豊富
（がんの原因・活性酸素を消去する）

②カリウムとナトリウムのバランスをとる

③酵素を摂取できる
（加熱せず、生野菜で）

④食物繊維の供給源

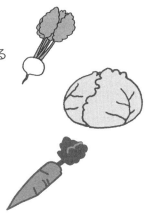

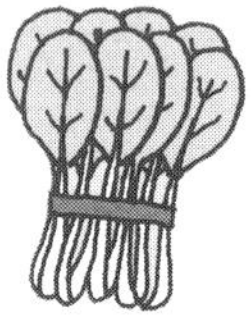

トケミカルが溶け出し、活性酸素を消去する抗酸化力が10～100倍も強くなることがわかっています（図③。熊本大学名誉教授・前田浩氏の研究）。加熱したほうがたくさんの野菜を摂取できます。日常的に季節の野菜を煮出したスープ（無塩）をお茶代わりに飲用するのも良い方法です（作り方は121ページ）。

●野菜からカリウムを多く摂取し ナトリウムとのバランスを正常に

野菜に豊富に含まれるカリウムは、ナトリウムを排泄する作用があり、細胞内のミネラルバランスを正常にして、がん細胞を減らします。

がん専門医の渡邉勇四郎氏の臨床経験によると、正常な細胞にはカリウムが多いのですが、がん患者のがん細胞と正常細胞では、ナトリウムが多いという特徴があります。限りなく無塩食にして、大量の野菜・果物のジュースを摂取することで、ミネラルバランスを正常に戻し、がんの抑制効果が期待できます。

図③ こんなに強い野菜のゆで汁の抗酸化力

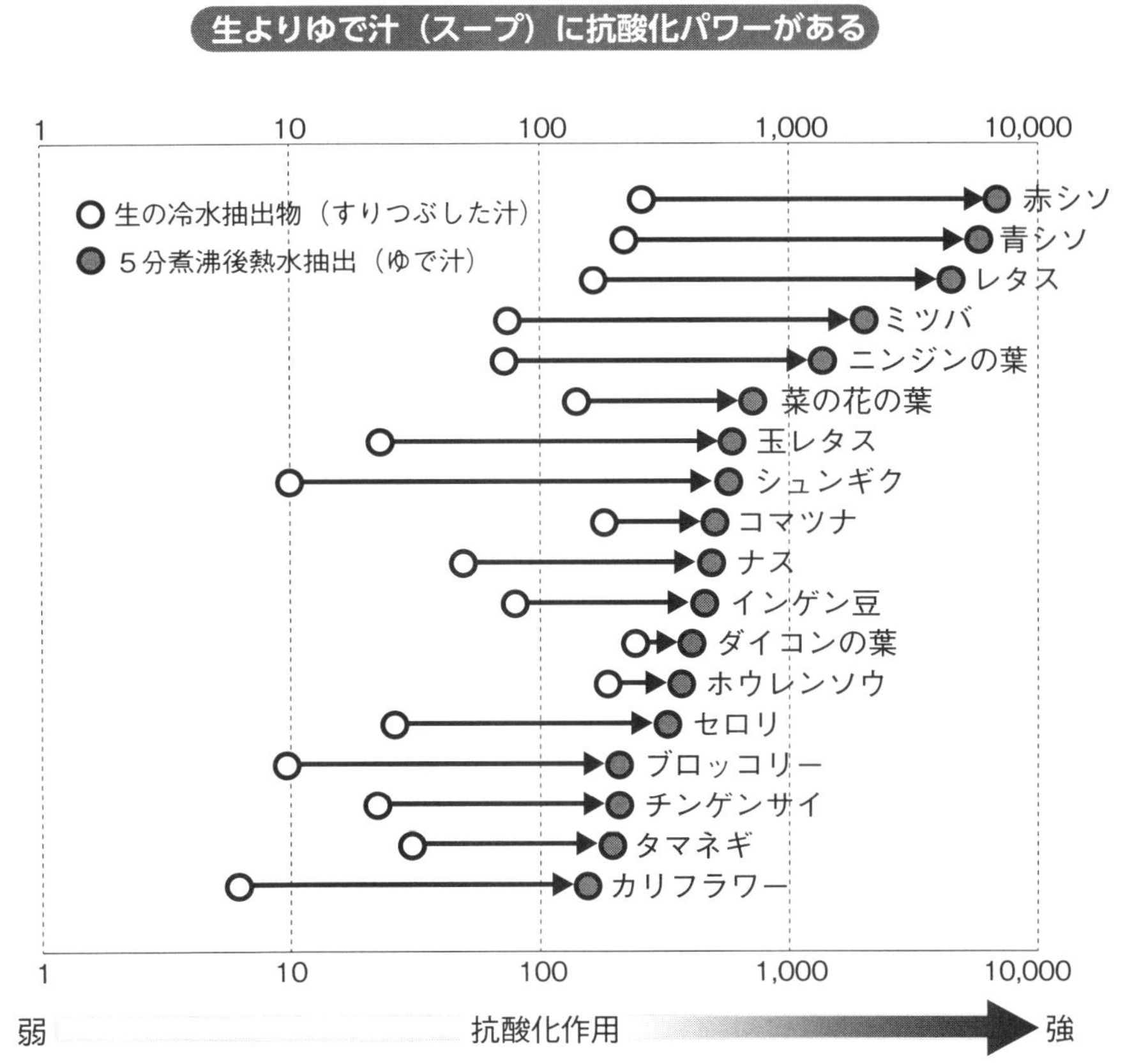

●野菜の生の冷水抽出成分と、５分煮沸した後の熱水抽出成分で、脂質ラジカルに対する抗酸化力を調べた。

●数字が高いほど活性が強い。ほとんどの野菜は煮沸後にスープの抗酸化力の値が上昇する。

出典：『最強の野菜スープ』前田浩著、マキノ出版より図抜粋

●食物繊維で腸内環境のバランスを改善

野菜、海藻、果物に含まれる食物繊維は、腸内細菌の状態を改善させます。腸は免疫機能の7割を担っており、腸内環境を良くする食物繊維を豊富に含む野菜や海藻、果物の役割は大きいのです。

野菜や果物が豊富な食事は、ビタミンやミネラル、ファイトケミカルなどの作用によって、全身の活力をアップする効果もあります。ただし、種類によっては、かなり糖質を含むものもあります。糖質を多くとるとインスリンの分泌が促され、がん細胞が増殖しやすくなるので、注意が必要です。イモ類、カボチャ、レンコンなどには糖質が多く含まれています。

とくに、糖尿病を抱えている人は、これらの野菜やイモ類を一度にたくさん食べることを避けてください。

②たんぱく質は魚や大豆製品を中心に

がん予防には、肉より魚介類や大豆がお勧めです（図④）。魚介類は良質のたんぱく質を含むほか、青魚のサバ・イワシ・サンマなどに多いＥＰＡ（エイコサペンタエン酸）やＤＨＡ（ドコサヘキサエン酸）には、炎症を抑え、がんの転移を防ぐ効果があります。

図④ たんぱく質は魚介類や植物性たんぱく質からとる

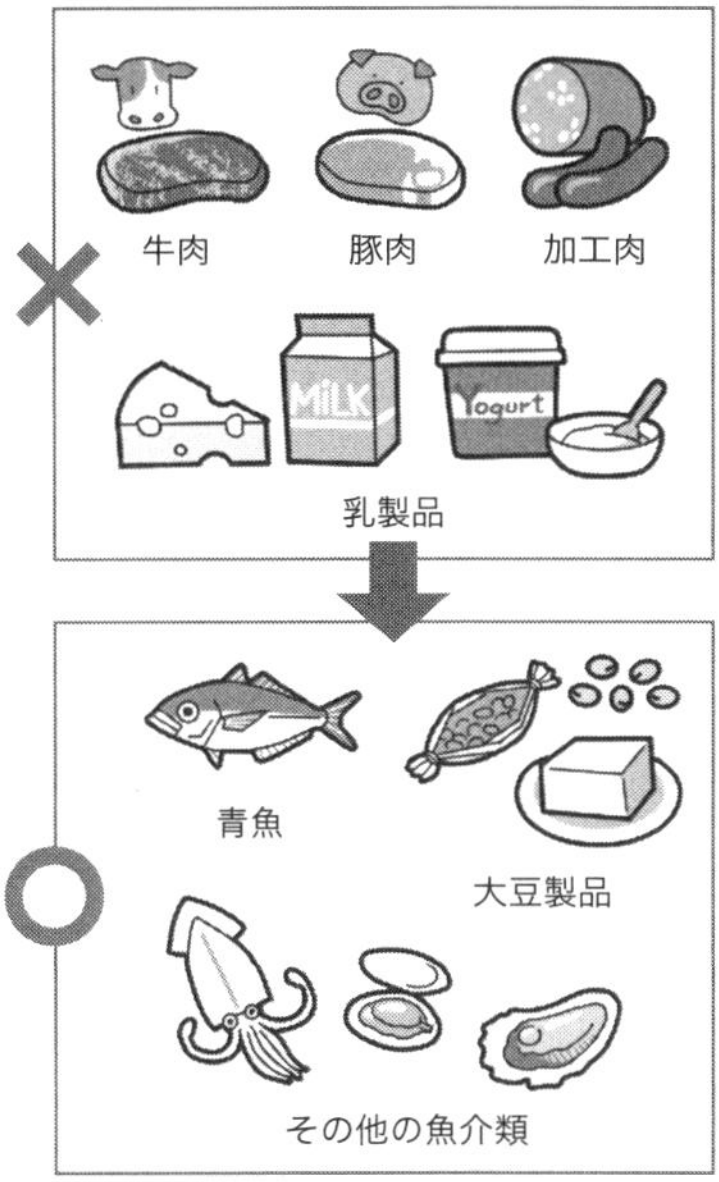

また、大豆は魚や肉に負けない良質なたんぱく質を含むので、主菜として食卓に毎日のせましょう。豆腐、納豆、がんもどき、厚揚げ、こうや豆腐など加工製品が豊富なので、料理のバリエーションが楽しめます。

大豆のイソフラボンは、女性ホルモンであるエストロゲンによく似た構造をしています。京都大学名誉教授の家森幸男氏によると、がん細胞のホルモン受容体に大豆イソフラボンが結合して、ホルモン療法と同じように、がんの進行を抑える作用があるとされています。

さらに大豆は、抗酸化作用があるサポニン、ビタミンB群、ビタミンE、ミネラル、食物繊維などが豊富です。大豆の摂取量が多い日本人は、乳がんの発症率が少ないという報告があります（次ページ図⑤）。

ただし、サプリメントのイソフラボンを常用することで、乳がん発症のリスクが低下するということは、まだ証明されておらず、サプリメント自体の安全性も証明されていません。とくに、ホルモン療法をしているときは、サプリメントのイソフラボン

図⑤ 大豆イソフラボンの摂取が多いと乳がん発症率は 1/3 に低下
（閉経後の女性）

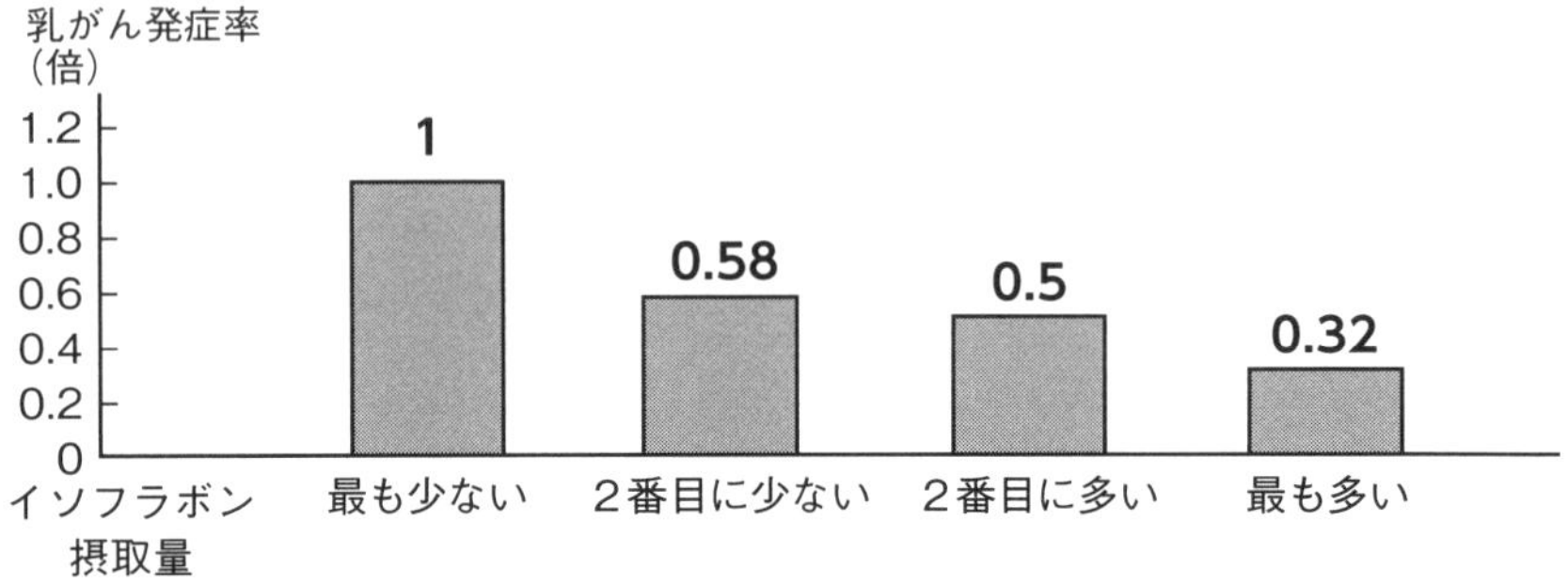

イソフラボン摂取量が最も少ないグループの乳がん発症率を１としたときに、発症率が何倍になるかを示した。

出典：Japan Public Health Center-Based Prospective Study on Cancer Cardiovascular Diseases Group, *J. Natl. Canser Inst.* 2003 Jun 18:95(12):906-13 より

は避けます（通常の大豆製品の摂取は心配ありません）。

肉類は基本的に避けたほうがよいのですが（95ページ）、治療後は脂肪の少ない鶏の胸肉やささみであれば、たまに食べるくらいなら良いでしょう。ただし、大量飼育の鶏は抗菌剤などの薬剤残留が懸念されるので、信頼できる生産者の安心・安全な鶏肉を食卓にのせてください。

③未精白の穀物を控えめにとる
——世界が認めた玄米の有効性

玄米、未精白の穀類（全粒粉含む）、雑穀、押し麦、胚芽米などに含まれている食物繊維は、がん発生の予防効果が高いと報告されています。豊富な食物繊維が免疫力を司る腸内細菌の働きを活性化するため、がん治療・予防に有効とされているのです。

食物繊維や、体の機能を整える効果があるビタミンB群、そのほかのビタミン、ミネラルもバランス

よく含まれた玄米は、世界的にも認められた、がん治療に有効な食材です（アメリカ、マクガバンレポート）。

ただし、玄米には体内で活性酸素を発生させる発芽抑制成分（アブシジン酸）が含まれており、それを無害化するため、必ずひと晩以上浸水して発芽させてから炊きましょう。玄米を発芽させた発芽玄米は、抗がん作用が強くなり、血液サラサラ効果、糖尿病予防など、とてもすぐれた健康効果があると報告されています（発芽玄米の作り方は106ページ）。

玄米が食べにくいときは、3分づきなどの分づき米にしたり、雑穀をブレンドしたりして、せめて1日に1回以上、玄米や胚芽米・雑穀を取り入れるようにしましょう。

未精白の穀類には、白米や白パンに比べて血糖値を上げにくいという特徴があります（図⑥）。血糖値が上がるとインスリンに似た成長因子が分泌されて、がんの成長を促進させます。血糖値をなるべく上げないためには、穀類を食べ過ぎないことが大切です。また、穀類は食事の最初に食べず、食事の後半で食べるようにし

図⑥ 炭水化物は精製されていないものを選ぶ

血糖値の上昇がゆるやか

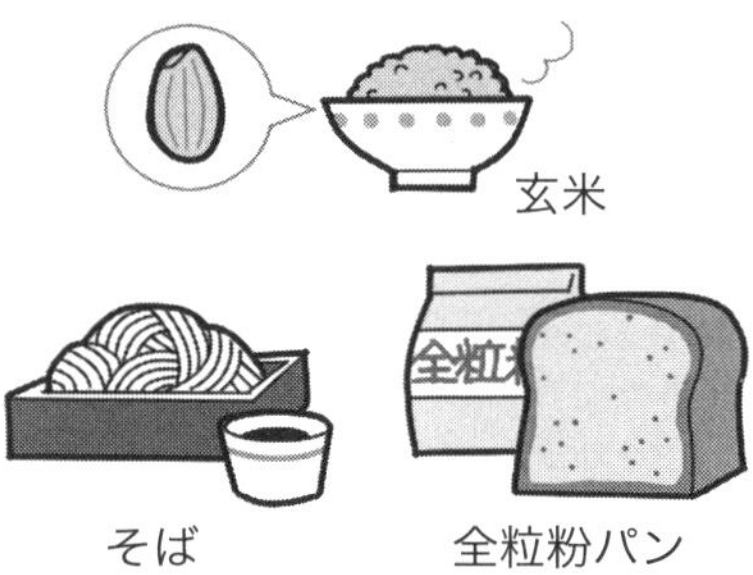

て腹八分目程度にとどめるようにしましょう。

パンなどに使用される小麦には、アミロペクチンAというでんぷん質が含まれ、ほかのでんぷんより早く消化吸収されるために、血糖値が上昇しやすい特性があります。砂糖と同じくらい血糖値を上げるため、がん細胞の栄養源になりやすいといえます。

また、小麦にはグルテンというたんぱく質が多く含まれ、とくにパンはうどん類よりグルテンを多く含みます。グルテンが消化器官で分解されてできる物質が脳に入って「モルヒネ様化合物」を生成し、パンをやめられない強い依存症を起こすことがわかっています。

パンにすると、添える料理が洋風になりやすく、バター、マヨネーズなどの脂肪や肉類加工品、乳製品、甘いジャムなどが多くなるため、あまりお勧めしません。もしパンを食べるときは、未精白のライ麦パン、全粒粉パン、米粉パンがお勧めです。

麺類は一品料理が多く、糖質を多くとりがちなので、麺の量を少なめにします。食べるときは具を先に食べてから麺類を。うどんより日本そばのほうが血糖値を上げにくく、そばはビタミンEやB群、ルチンなど有効成分を豊富に含んでいます。

④油脂はオメガ3系・9系を——EPA・DHAはがん細胞を死滅させる

植物油のエゴマ油やアマニ油などのオメガ3系の油に多く含まれるα—リノレン酸

図⑦ マグロ、青魚に多い DHA、EPA

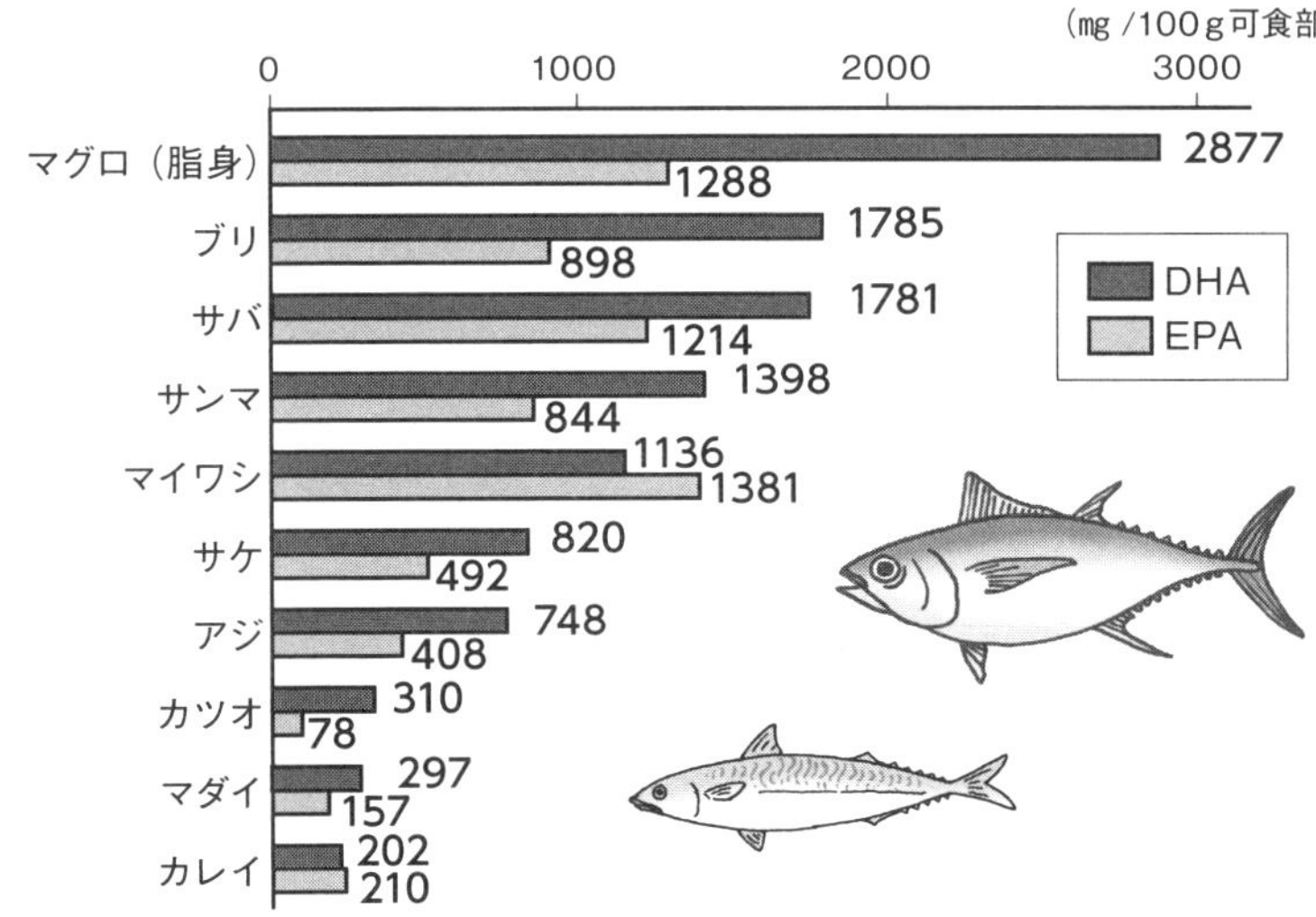

出典：鈴木平光氏　1995 年発表

は、炎症を抑え、がん化を防ぐ作用があります。ただし、これらの油は加熱すると酸化しやすいので、サラダなどにかけて、そのまま食べるのがお勧めです。加熱調理には、酸化しにくいオメガ9系のオリーブ油やココナッツオイルがよいでしょう。

図⑦のように青魚に多いＥＰＡ（エイコサペンタエン酸）やマグロなどに多いＤＨＡ（ドコサヘキサエン酸）には、がん細胞の死を誘発するアポトーシスという作用があることが、多くの臨床的・実験的研究で明らかになっています。

⑤骨への転移予防にカルシウム・ビタミンDを十分に

乳がんの人は、カルシウム摂取量が低い傾向があります。とくに、乳がんのリスクがもっとも高い閉経後の女性に、カルシウムの欠乏傾向がみられます。カルシウム不足は、骨を弱くし、骨粗鬆症の原因になりますが、乳がんでは骨に転移するリスクを増加させることがわかりました（コリン・ダンスタン氏による）。

骨密度の高い堅い骨には、がん細胞が入り込みにくいようですが、カルシウム不足で弱い骨には、がん細胞が増殖する危険があるのです。

カルシウムは、牛乳からでなくても、大豆製品や青菜、小魚、海藻、ゴマなどから十分とることができます。この点からも、野菜の具がたくさん入り、コンブや煮干しでだしをとったみそ汁がお勧めです。煮干しも具として食べると、毎日手軽にカルシウムがとれます。

また、骨の形成に不可欠なビタミンDが不足すると、乳がんにかかるリスクが2倍になるという報告があります（イギリス・バーミンガム大学の研究チーム）。ビタミンDはがん細胞の増殖を抑え、がんの患者さんでは、がんの進行や再発・転移の抑制効果が認められています。

ビタミンDを多く含む食品には、紅サケ、サンマ、カレイ、サバ、イワシ、シラス、キクラゲ、干しシイタケなどがあります。このほか、日光に当たると皮膚の下でビタミンDが生成されるので、冬場はとくに日中に散歩するほうがよいでしょう。

⑥ 体を温める食事と生活スタイル

がん細胞は、体温が35度台になると増殖しやすくなります。傷ついた遺伝子を修復する酵素は体温が低いと活性が弱くなり、がん細胞に変化するので、夏でも体を冷やさないことがポイントです（次ページ図⑧）。

食事：冷蔵庫から出したての食品や飲みものは、0～5度と低いため、できるだけ常温に戻してから口にしましょう。夏でも冷たい飲料、アイス類、かき氷などを避け、なるべく常温、できれば体温以上のものをとりましょう。胃腸を冷やすと消化機能が落ち、免疫機能も低下します。夏でも温かいお茶がお勧めです。

薬膳の考え方では、陰性の食品が体を冷やしやすいといわれています。陰性の食品とは白砂糖、キュウリ、ナス、トマト、バナナ、スイカ、メロン、緑茶、コーヒーなど。体を温める陽性の食品は、シナモン、ショウガ、ネギ（白い部分）、ニンニク、ゴボウ・ニンジン・レンコンなどの根菜類、加熱したハクサイ、みそ、紅茶など。体を温める食材や料理を意識して取り入れましょう。

衣服：冷えやすい首、足首、手首を保温します。夏でも、冷房対策として、首回りが大きく開いた服を避け、首元にスカーフ、足首にレッグウォーマーなどを。腎臓やおなかを冷やさないように、腹巻をするのもお勧めです。

図⑧ 体を冷やさない食事と生活のポイント

■ とくに体を冷やす５大食品

①冬のアイスクリーム

②冷たい飲みもの

③大量のアルコール

④白砂糖・甘い菓子

⑤コーヒーの飲みすぎ

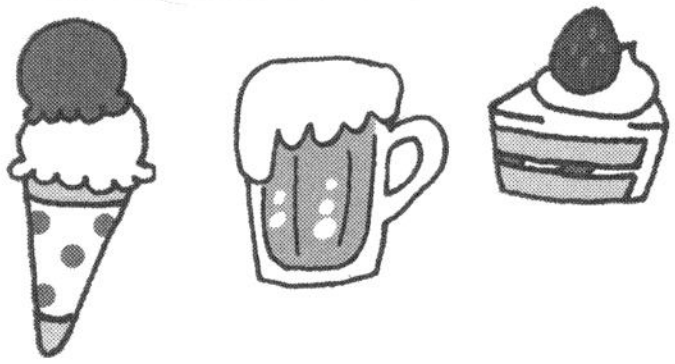

■ 体を温める食事のポイント

●常温か体温以上のものを食べる。
（冷蔵庫から出して、すぐ食べない）

●よく噛む。

●腹八分目、食べ過ぎない。

●体を温めるものを食べ、体の内側から温める。

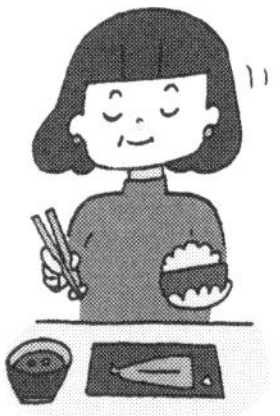

■ 冷え対策は三つの首を温める

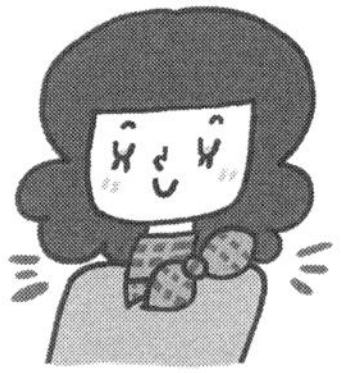

首

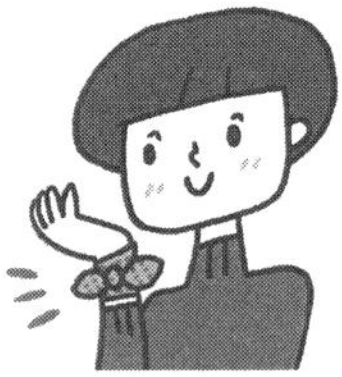

手首

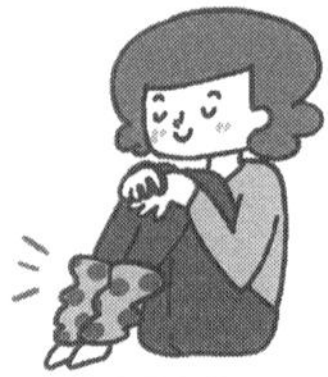

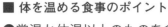

足首

2 乳がん治療中の食生活のポイント

■低栄養にならないように、きちんと食べる

乳がんの治療では、手術以外の抗がん剤やホルモン剤投与、放射線照射などは、通院して治療します。家事や仕事をしながらの通院なので大変ですが、治療効果を高め、副作用を緩和するためにも、毎食きちんと食べ、健康状態をよくしておくことが大切です。

また、食欲不振で体重減少を起こしやすく、手術・抗がん剤・放射線などの治療による代謝異常でも体重減少が生じやすいため、食べられるときに食べやすいものをこまめに食べるとよいでしょう。

とくにたんぱく質は、組織の修復や筋肉を作るために欠かせない栄養素です。魚、大豆製品、卵などたんぱく質を多く含む食品を取り入れるメニューを心がけ、毎日少しずつでも食べましょう。パンなどの小麦のたんぱく質より、お米のたんぱく質のほうが良質なので、穀類は米がお勧めです。

体調不良で、調理するのがつらいときには無理をせず、家族に頼んだり、市販のも

のや外食を上手に利用してのりきりましょう。手軽に食べられる加工食品、レトルトのおかゆやご飯、フリーズドライのスープなども利用するとよいでしょう。

■治療中の食事五つの基本

①生きる力の源、食事は楽しく

治療の副作用で、普通の食事を食べられないことがありますが、食事は生きる力の源です。おいしく食べられることの喜びが活力を生みます。よく噛んで味わって食べ、食欲が満たされた満足感は元気の素です。

②バランスよく、楽しく

できるだけ多種類の食品をとるように。できればだれかといっしょに楽しく食べましょう。

③副作用や炎症で食欲がない場合

無理して食べないで、食べたいと思ったときに、すぐに食べられるものを用意しておきます。好きなものを少量ずつ小さい器でとるようにしましょう。豆腐やゴマ豆腐、スープ、ゼリーなど飲み込みやすいものを試してみましょう。

④炎症を起こしやすい食品を避ける

甘い菓子類や飲料、リノール酸の多い油を使用した食べもの、牛・豚の脂肪、農薬や食品添加物などを多く含む食品を避けましょう。

⑤食事がストレスにならないように

体に良いからといって無理して食べることは、ストレスになりかねません。患者さんも、ご家族も「無理しない、させない」食事を心がけましょう。

■手術の前から自然治癒力を高める食事を

感染症予防、傷口の早期回復、手術のストレス緩和などをはかるために、抗酸化作用やファイトケミカルが多い野菜のジュースやスープ、具だくさんのみそ汁、魚や大豆製品などの良質なたんぱく質を積極的にとります。低栄養状態になっていると、手術した組織の修復が不十分で、感染症のリスクも高まるので、毎食、主菜（魚や大豆製品など）、副菜（野菜、海藻など）、主食（ご飯）がそろった食事をとりましょう。

■抗がん剤治療の副作用に合わせた食事

乳がんの標準治療（手術、放射線照射、抗がん剤、ホルモン剤）のなかで、とくに副作用が強いのが抗がん剤です。正常細胞のなかでも、新陳代謝の高い部分（口腔、胃腸、骨髄、毛根など）がダメージを受けるため、吐き気、嘔吐、味覚異常、唾液分泌減少、下痢、倦怠感、食欲不振、体重減少、脱毛、通常の食事パターンの変化などがあります。この副作用の現れ方は、治療法によっても違いがあり、大きな個人差があります。

【副作用があるときの食事のポイント】

●吐き気・嘔吐があるとき

抗がん剤の副作用で一番多いのが、吐き気や嘔吐です。水分が不足しないように、こまめにとります。利尿作用のない（カフェインゼロ）の麦茶・ハトムギ茶・野菜のスープもよいでしょう。消化のよいもの、水分の多いものを。においの強いもの、生臭いものも避けます。においが気になる場合は、冷まして食べるとにおいが弱まります。豆腐、卵豆腐、果物、そうめん、春雨など冷たくてのどごしのよいものを。硬いもの、油っこいものは避けます。食欲のあるときは、少量でも食べるようにしましょう。また、気分のよいときに料理をまとめて作り、冷凍しておくとよいでしょう。

●口内炎のあるとき

熱いもの、硬いものは避け、水分が多くて軟らかいもの、飲み込みやすいものをとりましょう。湯豆腐、卵豆腐、ゴマ豆腐、モモ、スイカなどの果物、トマト、カボチャ、サトイモ、ネバネバ食品（トロロイモ、メカブ、オクラ、納豆、トロロコンブ）、そうめん、おかゆ、おじや、雑炊など。

辛味、酸味、塩味の強いものは痛みが出やすいので避けます。

緑茶は抗菌作用があるので、緑茶でこまめにうがいをします。

●味覚に変化があるとき

味を感じにくい場合は、味付けを濃い目に。果物、酢のもの、汁ものを増やすとよいでしょう。苦みを強く感じる場合は、果汁やレモンなどで調整してみましょう。あめをなめるなどして口の中の苦みを消し、口腔の乾燥を防ぎましょう。

味覚障害には、亜鉛の摂取が有効なので、亜鉛の多いカキ（貝）がお勧めです。練り製品など添加物のリン酸塩が多い加工食品は避けます。

●下痢のとき

冷たいものを避け、消化の良いものを少しずつ食べます。おかゆと梅干、ヤマイモ入りおかゆ、みそ汁（大根やカブなど）、湯豆腐、白身魚の煮付け、根菜（ゴボウを除く）の煮物、青菜の煮浸し、おろしリンゴ、リンゴ入りくず湯、こうじの甘酒など。麦茶は胃腸の保護作用があるので、温かい麦茶がお勧め。緑茶は体を冷やすので、ほうじ茶もよいでしょう。

下痢を起こしやすい乳製品や脂肪分の多いもの、繊維が多い野菜は避けます。

●便秘のとき

食事のとき、水分補給を心がけましょう。食物繊維を積極的にとりましょう。ハチミツや炭酸水は腸管運動を促進するのでお勧めです。オリーブ油も便秘改善に役立ちます。

■ホルモン剤治療の注意点

ホルモン剤治療は、通常5年間、毎日ホルモン剤を服用します。副作用で、更年期症状のようなほてりや関節痛、頭痛が出る場合があります。骨粗しょう症を生じやすいので、カルシウムやビタミンD、たんぱく質など骨を丈夫にする栄養素を意識してとり、運動も大切です。

ほてりがある場合、体の熱を取るトウガン、キュウリ、スイカ、ゴーヤ、緑豆、小豆などがお勧めです。

ホルモン剤は、女性ホルモンの作用を抑えることが目的なので、女性ホルモン作用がある大豆プロテイン・大豆イソフラボンのサプリメント、乳製品（妊娠中の牛からも搾乳しているため、女性ホルモンが多い）、アメリカ産牛肉（女性ホルモン剤使用）は避けたほうがよいでしょう。農薬や各種化学物質は女性ホルモンに似た作用があります（3章参照）。

豆腐などの大豆製品は、抗がん作用があるので、通常の量の摂取をお勧めします。

■副作用が少ない放射線治療

放射線治療は副作用は少ないのですが、白血球の減少、皮膚の黒ずみ、発赤などが報告されています。治療中は、本書で紹介した乳がん予防によい野菜たっぷりの和食で、自然治癒力をアップさせましょう。

■がん術後・回復期の食事

術後、回復期の食事はとても大切です。欧米の研究で、再発率が高い人は習慣的に高カロリー、高脂肪の食事をする人、アルコール量が多い人という報告があります。術後の食事として、動物性の脂肪の摂取を控えめに、バランスのよい和食を心がけ、肥満しないよう気をつける必要があります。

脇のリンパ節を切除した場合、腕が自由に動かない、重いものが持てない、手がしびれて包丁が持てないことがあります。困難な状況に直面したときは、遠慮せず家族などに協力を依頼することが大切です。

これまでの食生活の内容を振り返り、治療経過をみながら、目標をもって自分の体に合った食生活にしていきましょう。

コラム④

乳がんに負けないための三つの基本的な考え方

①がんに栄養を与えない
②体に炎症を起こさない
③免疫力を上げる

がん克服の食事 七つのポイント

①
炭水化物は精製されていないものを控えめにとる

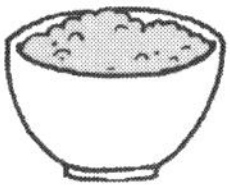

②
牛肉、豚肉、加工肉・トランス脂肪酸をとらない

③
乳製品をとらない

④
塩分を控える

⑤
たんぱく質は魚か植物性（大豆）でとる

⑥
体に良いオメガ３系やオメガ９系の油を選ぶ

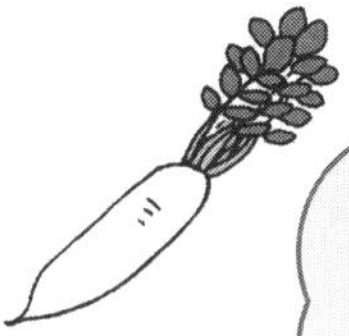

⑦
野菜・果物・きのこをたくさんとる

出典：『食べもの通信』2018年５月号より、からすま和田クリニック 和田洋巳院長

5章

これだけは控えたい食べもの

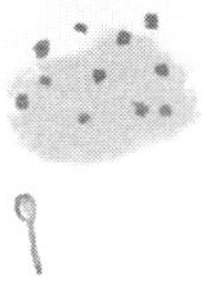

元国立がん研究センター中央病院 栄養管理室長
野口節子＋家庭栄養研究会

■私たちの食が変わってきたのはなぜ？

乳がんは食の欧米化と関係しています。私たちの食事が、ご飯からパンへ、魚から肉・卵・乳製品にシフトしてきたのは、戦後、アメリカが売り込んできた小麦や畜産物の飼料を大量に輸入したという背景があり、官民挙げて食生活を変えてきたことは見過ごせません。

また、「家庭から包丁とまな板が消えた」といわれるほど、加工食品産業と外食産業が市場を拡大し、忙しい生活のなかで手作りの家庭料理が減り、手軽な加工食品や市販の総菜、外食の利用が増えています。これらは、どうしても油脂や肉が多くなるうえ、甘いデザートやお菓子も氾濫し、だれもが乳がんリスクを上げる食環境におかれていることは、大きな問題だと私たちは考えています。

■食生活を見直してできることから始めましょう

①肥満を改善する

体格指数（ＢＭＩ）が普通体重を超えると、乳がん発症率が最大で2倍以上も上がると報告されています。閉経後の女性では、「肥満」が乳がん発症のリスクを顕著に

表① 乳がんを予防するために、肥満に注意しましょう

- ●揚げものや油を使った料理をできるだけ控える
- ●甘いものや清涼飲料水をできるだけ避ける
- ●アルコールは控えめに
- ●未精白の穀物をよく噛んで食べる
- ●腹八分目を心がける

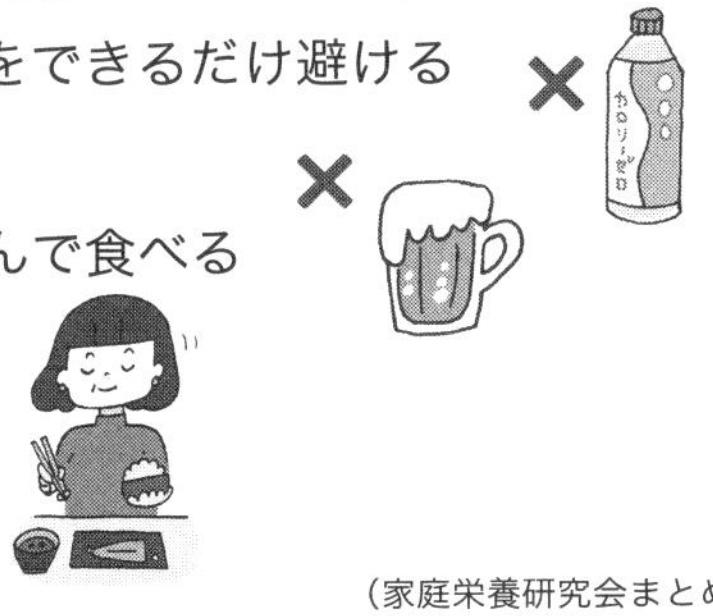

（家庭栄養研究会まとめ）

高めます。閉経前であっても、肥満が乳がん発症のリスクを高める可能性のあることが、日本人を対象にした疫学研究で報告されています。もっとも大きな理由は、皮下脂肪からも女性ホルモンが作られているからです。

肥満の女性は、甘いものやご飯やパン、めんなど精白された糖質を好む傾向にありますが、食事を食べる順番を変えるだけで、ダイエット効果があります。最初にサラダや野菜スープなど野菜や海藻を食べ、次に魚や大豆などのたんぱく源、最後に穀類を食べる、コース料理のような食べ方です。糖質の食べ過ぎを防ぎ、脂肪の吸収を抑えます。食べ方のポイントは、よく噛むこと（患者さんは最低50回以上）。食材を大きく切ると、噛む回数が多くなります。

乳がんを予防する点から太り過ぎないように、食生活を改善し、運動を日常生活に取り入れることがとても重要です。

表② 意外に多い食品の脂肪分

食品名	1回量	脂肪量g	小さじ1杯3gとして何杯か
ポテトチップス	1袋88g	31.7	10.5杯
チョコレートケーキ	1個119g	30.1	10杯
レアチーズケーキ	1個92g	28.5	9.5杯
クロワッサン	2個82g	26.8	9杯
チョコレート	1枚75g	25.4	8.5杯
フライドポテトMサイズ	135g	24	8杯
チーズバーガー	1個234g	23	8杯弱
ピザ	1枚196g	21.5	7杯
カップラーメン	1個90g	17.7	6杯
アイスクリーム	1個200mℓ	14	4.5杯

出典：日本食品標準成分表2017、カロリーSlismのサイトより家栄研作成

②脂肪の多い食品を控える

脂肪の多い食事は、乳がんの大きなリスクです。揚げもの類は一度にたくさんの油を摂取することになるので、できるだけ避けます。生クリームは35〜45%が脂肪、チーズは30%前後も脂肪を含んでいます。また、ケーキ類、デニッシュパン、ドーナツ、アイスクリーム、フライドポテト、ポテトチップス、チョコレートなども高脂肪なので、控えます（表②）。

●トランス脂肪酸のとり過ぎに注意

トランス脂肪酸の過剰摂取は悪玉コレステロールを増やし、心臓病のリスクを高めます。トランス脂肪酸は、マーガリンやショートニングなどに多く含まれています。トランス脂肪酸は酸化しにくいので、市販のスナック菓

子、ケーキ、クッキーなどに使われています。揚げものに使う油も、何回も使い回しているとトランス脂肪酸が増えてくるので、外食や加工品の揚げもの類は要注意です。

③甘いものはがん細胞の増殖を活発にする

がん細胞は、ブドウ糖をエネルギー源にしているため、糖質が多い食事（とくに砂糖類）はがん細胞の増殖や転移を促進します。がん細胞を弱らせるには、まず砂糖類を減らすことが基本です。

とくに精製され過ぎている白砂糖は、速く吸収され、血糖値を急激に上げてインスリンの分泌量を増やします。インスリンには、がん細胞の増殖を刺激する作用もあるのです。また砂糖類は、腸内にカビの一種、カンジダ菌を増やし、腸内細菌のバランスを壊してしまいます。ケーキなどは、誕生日など特別な日の楽しみにとっておいて、日常では避けましょう。

「果糖ブドウ糖液糖」「果糖液糖」「異性化糖」などと表記された甘味料は、甘い菓子やデザート類、清涼飲料水などに多く使われています。血糖値を急激に上げ、インスリンの分泌を促進し、がん細胞を増殖させるので、避けましょう。

●甘味が必要なとき

■ 甘いものが好きでも、できるだけ控えて！

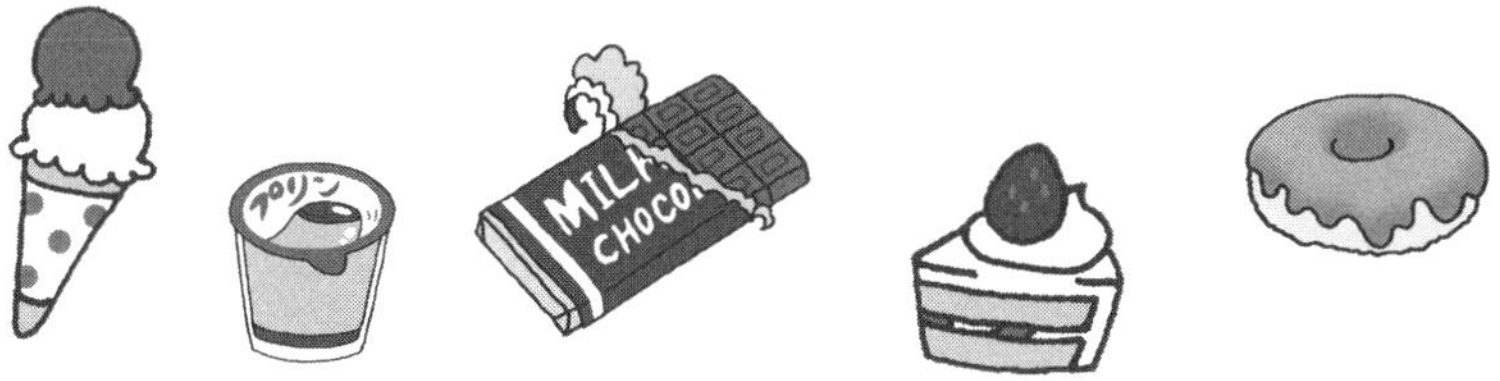

少量のハチミツ、オリゴ糖、メープルシロップ、こうじを使った無加糖の甘酒、羅漢果《らかんか》（商品例／ラカントなど）などがよいでしょう。

④アルコールは乳がんには高リスク

日常的な飲酒は、乳がん発症のリスクを確実に高めます。65ページで紹介したWCRF／AICRの「報告書」では、閉経の前後を問わず習慣的な飲酒が、乳がん発症のリスクを高めるのは確実だと述べています。

別の調査では、1日に2〜5杯のアルコールを飲む女性は、飲まない女性に比べ40％も乳がんになりやすく、週3〜4杯相当のアルコール摂取でも、再発のリスクを高めることが報告されています。

アルコールは体内で女性ホルモンの量を増やし、乳がんのリスクを高めると考えられています。飲酒によって、乳がん発症のリスクはほぼ確実に高まります。できるだけ飲酒は控えましょう。

また、ストレスの解消などで飲酒が習慣化すると、がんだけではなく、アルコール依存症になる危険も増します。とくに治療中や乳がんの再発予防を心がけている人には、お酒は禁物です。

⑤肉や加工肉の摂取増加で発がんリスク

WHOは、赤肉（牛・豚・羊の肉）とハム・ソーセージなどの加工肉を毎日100g以上食べ続けると発がんリスクが上がると発表し、世界で話題になりました（2015年10月）。

そのほか、WHOの報告では、肉類の消費量と乳がんの発生に関する疫学調査から得られたデータで、肉類を多く食べるグループは、もっとも少ないグループに比べ、乳がんの発生率が1・13〜1・32倍高いとしています。

肉を多食すると不消化になって腸内で腐敗し、腸内細菌のバランスが崩れ、悪玉菌が増えます。腐敗した物質を消化するために消化酵素や抗酸化物質が大量に消費されてしまい、全身の免疫力の低下につながります。全身の免疫力の低下は、がん発症の要因になるので要注意です。

がん専門医の済陽《わたよう》高穂《たかほ》医師は、「がんになった人は牛や豚など四足の動物は避けたほうがよい」とアドバイスし、がん治療中は鶏肉や魚介を1日に1回程度摂取することを勧めています（『がん再発予防の食事&生活術』野口節子監修、食べもの通信社）。

アメリカ産牛肉には、肉質を軟らかくするために女性ホルモン剤が使用され、国産牛肉の600倍もホルモン剤の残留濃度が高いことが報告されています（北海道対がん協会細胞診断センター所長　藤田博正氏）。成長ホルモンも使用されているため、乳がん細胞の増殖に影響するおそれもあります。

畜産の現場では、家畜の健康を無視した過密飼育のため、抗菌剤や抗生物質などが多用されているので、信頼できる生産者の肉を購入したいものです。

また、ソーセージやハム、ベーコンなどの加工肉には、発色剤の亜硝酸塩（体内で動物性たんぱく質と一緒になると発がん物質ができる）が多く使われており、脂肪も多いので、リスクがいっそう高いといわなければなりません。乳がんの再発予防のために、体質改善がある程度進むまでは、これらの食品は極力控えましょう。

⑥乳製品が多い人は乳がんリスクが上がる?!

乳製品とがんとの関係では、乳製品が多いと「前立腺がん」が発症しやすくなることは、世界的に認められています。乳がんについては、国際的にはまだ認められていませんが、アメリカの研究では、1日の乳製品の摂取回数が1回増えると30％再発リスクが上がる、また、高脂肪の乳製品（バター、生クリーム、チーズなど）の摂取が多いと乳がんの死亡リスクが上がると報告されています。

「乳がんになった人は、ヨーグルトなどの乳製品を多くとっている傾向にある」とがん専門医の和田洋巳氏は指摘します。「乳製品に含まれている成長ホルモンは、体

図① 牛乳・乳製品・食肉中の女性ホルモン（エストロゲン）濃度 ng/ml

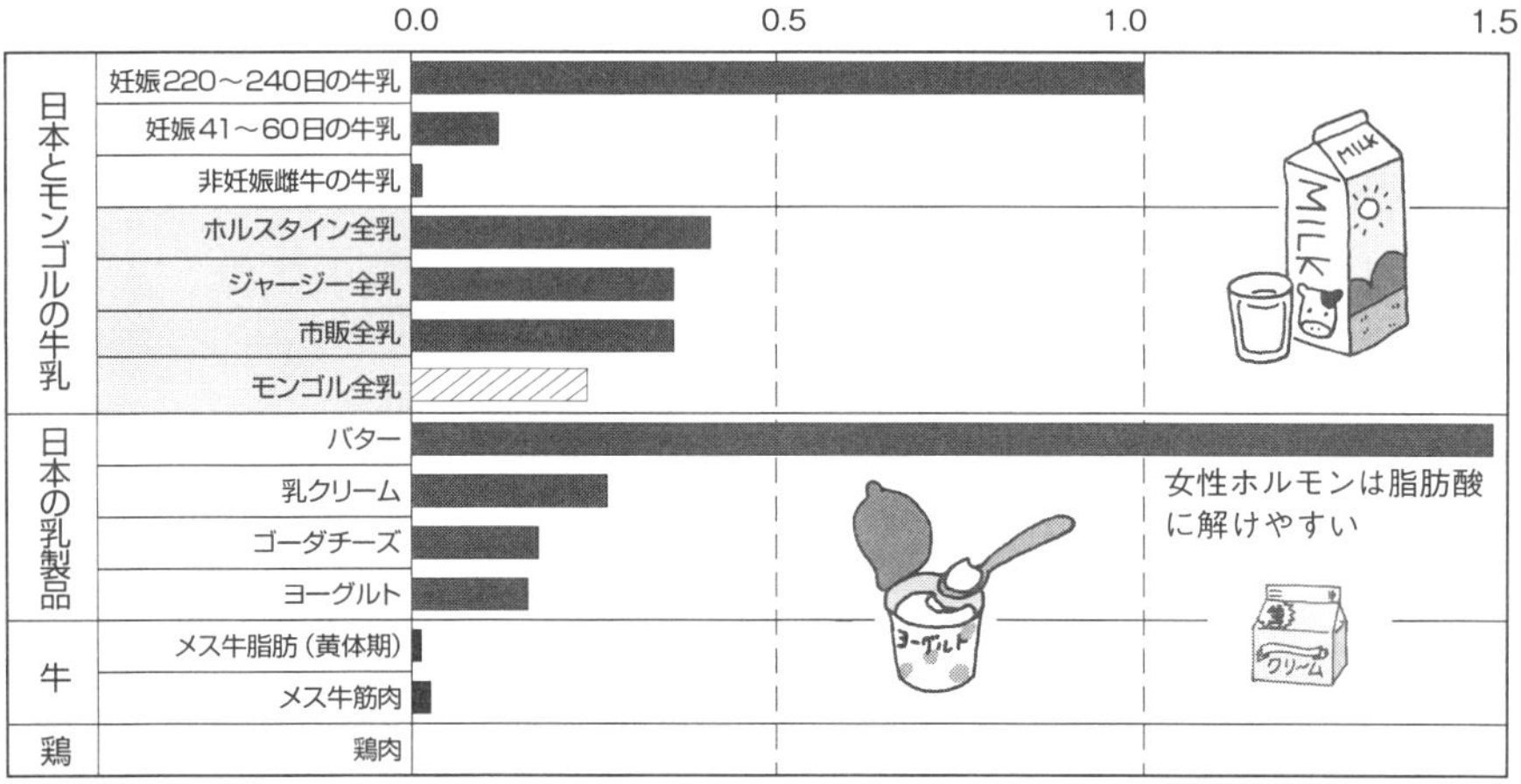

出典：秦立強、佐藤章夫ら（山梨医大第一保健）：日本の市販牛乳と伝統的なモンゴル牛乳中のエストロゲン濃度の比較．日本衛生学雑誌 57:398.2002　より抜粋、改変

内にあるMTOR《エムトール》という成分を活性化させて、がんの増殖を促進します。すべての乳製品はがんが発症したら、食べないほうが安全です」と警告しています（『食べもの通信』08年5月号特集「がんに負けない食事法」）。

また、乳牛は妊娠中も搾乳しているために、市販の牛乳中に女性ホルモンが多く含まれていると山梨大学名誉教授の故佐藤章夫氏が報告しています（図①、『牛乳のここが知りたい』家庭栄養研究会編・食べもの通信社、17年）。

乳製品を多食する欧米地域で乳がんが多発していることは、共通の認識になっています。とりわけ、乳製品を砂糖と一緒に食べると、肥満とホルモンバランスの変調を引き起こし、さらに発症リスクが高まると考えられています。

世界15カ国で翻訳され、400万部のベストセラーになったといわれるジェイン・プラント教授の著書『乳がんと牛乳』（径書房、08年）は、42歳で乳がんを発症し、乳房を切除、その後転移を繰り返した末に、世界中の研究データを集めて、牛乳・乳製品・牛肉を断つことによって、がんが萎縮・消滅した経過を書いた本で、一読に値します。

乳製品は牛乳飲料のほか、パン、菓子、デザート類、洋食献立などに多用されています。日本人は体内の乳糖分解酵素が少ない人が多いため、乳製品はトラブルを起こしやすい食品です。この点からも、乳製品をたくさんとることは避けたほうが賢明です。でも、「ヨーグルトを食べたい！」という方へ。最近は豆乳のヨーグルトが市販されており、乳酸菌も摂取できるのでお勧めです。

乳製品はカルシウムが手軽に摂取できる食品として高齢者にも推奨されていますが、カルシウムをとりやすい食品には、乳製品以外にゴマ、豆腐などの大豆製品、小魚、コマツナ、ミズナ、ケールなど、さまざまな食品があります。

⑦塩分はできるだけ控えて

塩分のとり過ぎは、体内のミネラルバランスを壊し、がんのリスクを高めます。日本人は塩分をとり過ぎているといわれてきました。塩分も糖分も同じように普段からたくさんとっていれば、舌がマヒしてもっと濃い味を求めるようになります。

加工食品、外食、市販総菜に頼ると塩分過多になりますので、できるだけ自分で料理を作り、薄味の食生活を心がけましょう。

化学調味料（グルタミン酸ナトリウムなど）もナトリウムを含んでいるので、「アミノ酸」表示のある加工食品は避けたいものです。

⑧サプリメントや健康食品への過剰な期待は危険

65ページで紹介したＷＣＲＦ／ＡＩＣＲ報告ではがん患者さん全般に対する栄養の摂取について、「食物を通して十分な栄養をとること」を目標にしています。

普通に食事がとれている人であれば、がん予防の観点からサプリメントを摂取することは勧めないというのが国際的な常識になっています。

そもそもサプリメントは、ビタミンやミネラル、アミノ酸など健康の維持・増進に役立つ特定の成分を濃縮し、錠剤やカプセル状にしたものです。一部のサプリメントのなかには、乳がん発症リスクをかえって高めるおそれがあることも指摘されていきます。乳がん予防の目的としてサプリメントを服用することはお勧めできません。ほかの目的で、サプリメントを常用する場合は、専門医のアドバイスと管理のもとで使用しましょう。

コラム⑤

ストレスを避けて明るく楽しく

がん専門医の島村善行医師（島村トータル・ケア・クリニック理事長）は「何十年も再発せずに、元気で過ごしている患者さんに共通するのは、考え方が前向きで、性格的に明るく、生きがいをもっていて、ストレス解消が上手という点です」と指摘します。

■ ストレスは免疫力低下の元凶

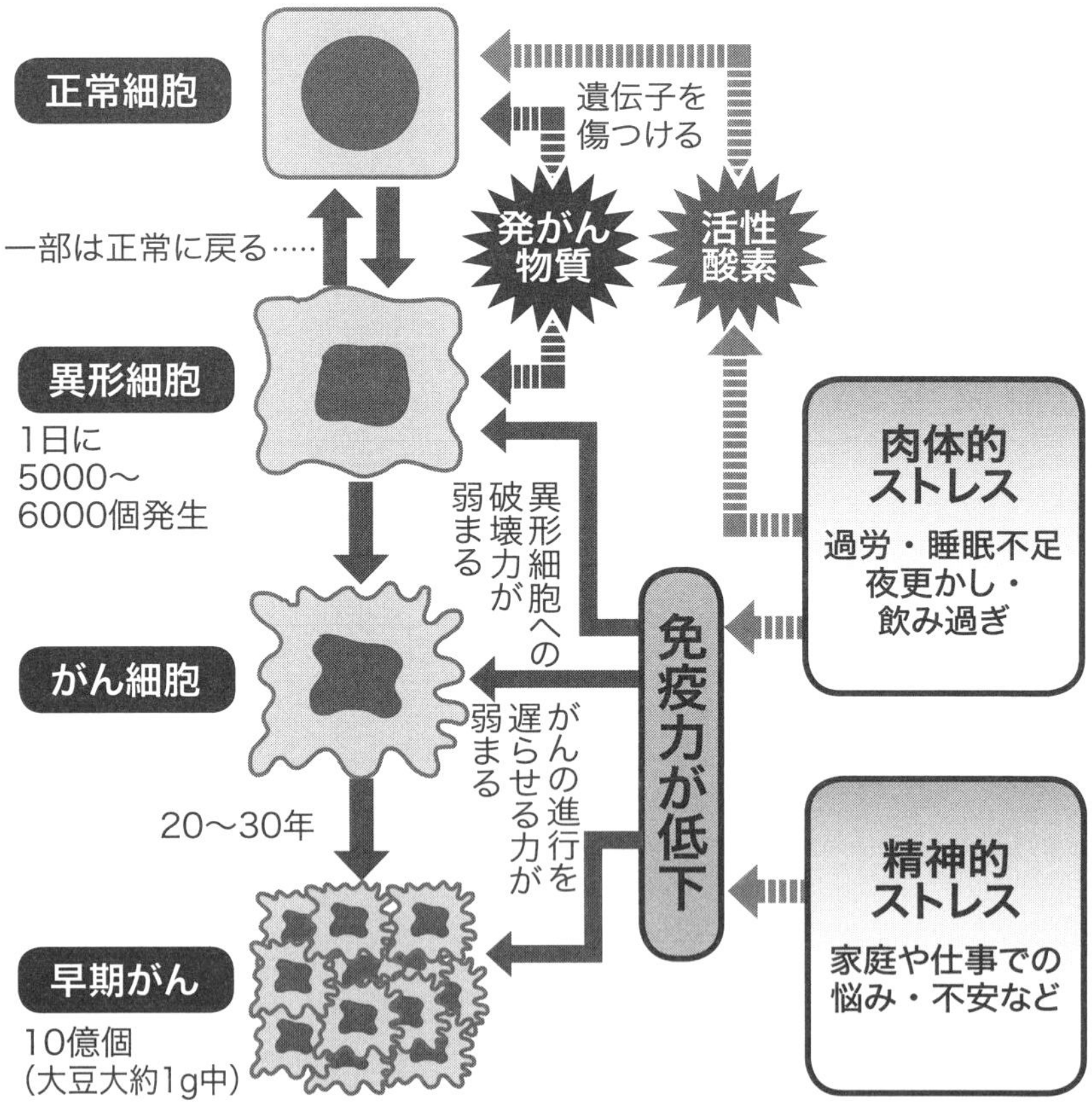

島村善行作成

コラム ⑥

毎日の生活で心がけたい7カ条

①散歩や適度な運動
心身がリフレッシュし、
ストレス解消に
有効です。

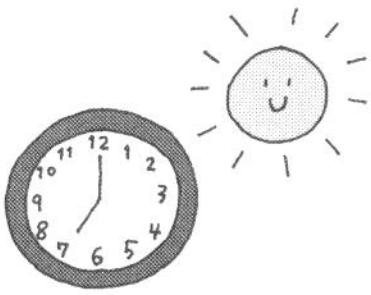

②早起きで生活リズムを整える
夜12時前に寝て早起きを。
正しい生活リズムは、
ストレスから身を守る
基本です。

③イライラにはゆっくり深呼吸
イライラしていると感じたら、
ゆっくりと深呼吸を
5回しましょう。

④笑いはストレス解消
1日に5回以上笑いましょう。
笑いはストレスを解消し、
免疫力を高めて
くれます。

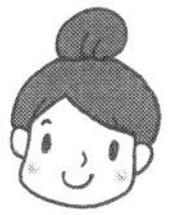

⑤感謝の気持ちをもつ
「感謝」の心をもち、
1日10回以上
「ありがとう」と
言いましょう。

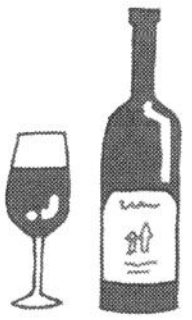

⑥アルコールは適度に
少量ならば、
ストレス解消に役立ちます。
ただし、飲みすぎは
逆効果。

⑦たばこは身体的ストレス大
たばこは200種類以上の
発がん物質を含み、
活性酸素も増やして、
身体的ストレスになります。
禁煙を。

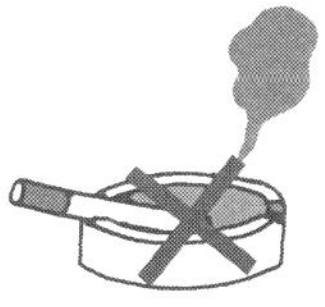

島村善行作成

6章

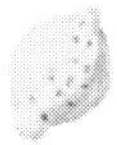

体にやさしい低脂肪・低塩・低糖分の安心レシピ

家庭栄養研究会

料理の基本と食べ方のポイント

■自然治癒力を高める食材

手軽に食べられる加工食品や市販総菜などが出回っていますが、できるだけ野菜や魚などの生鮮食品を使い、素性の明らかな食材を選びましょう。

4章で抗がん作用の強い食材として、ニンニク、キャベツ、タマネギ、きのこ、モズク、発芽玄米、サケ、サバ、大豆製品などを取り上げています。これらの食材の具体的な食べ方のほか、豆乳ヨーグルトの作り方も紹介しています。

こうした自然治癒力を高める食材を毎日の食卓に積極的に取り入れ、体調を回復させて、がんになりにくい体質に変えていきましょう。

■調理の負担が少なく、日もちする料理

どれも身近にある材料で、手軽に作れるレシピを厳選しました。がんの治療中は、体調がすぐれないことがあるので、便利な作りおき料理も紹介しています。

■食材は安全・安心・伝統的な製法のものを

オーガニック（有機栽培）など農薬の心配のない農産物、食品添加物が少ない加工食品、調味料のみそ・しょうゆ・みりん・酢は、天然醸造のものを。塩は化学塩ではなく自然塩を。油は生で使用する場合は、エゴマやアマニ油、加熱する場合はオリー

ブ油、ココナッツオイルなど。甘味は純粋はちみつ、メープルシロップ、羅漢果《らかんか》、テンサイ糖などを控えめに。なお、放射性物質の残留が心配される食材（一部地域の山菜、天然きのこなど）は、安全性検査がされた8ベクレル以下（成人）のものを。

＊　＊　＊

■食べる順番は野菜を先に

食事のときに野菜を先に食べると、血糖値の上昇をゆるやかにし、インスリンの分泌も抑制されます。インスリンはがん細胞の増殖を促進し、糖質はがんの餌になるので、でんぷん質は食事の後半に食べる習慣をつけたいものです。

■食べることに意識を集中して

食べるということは、人体にとっていわば異物を消化酵素で分解し、吸収できる状態にすることです。未消化の状態でたんぱく質が吸収されると、アレルギーなどトラブルが起きやすくなります。

食事のさい、テレビやスマホ、新聞などを見ながら食べると、食べることから意識が離れ、よく噛むことを忘れて唾液の分泌が減るなど、消化にもよくありません。テニスのジョコビッチ選手も著書のなかで、食事に意識を集中し、いま食べているものが、自分の心身と一体になるように祈りを込めて食べることの大切さを強調しています。ぜひ、今日から実行してみてください。

発芽玄米の作り方

玄米は、各種の栄養成分が含まれた優れた食品です。糠や胚芽には、有害な発芽抑制成分が含まれていますが、発芽すると無害化して有効成分に変化します。家庭で手軽に発芽させるには、冷蔵庫での浸水がお勧めです。

発芽玄米は良いことといっぱい！

・白米と同じように炊ける
・甘味があっておいしい
・消化吸収に優れている
・玄米より高い栄養価

酵素の働きで機能性成分のギャバが白米の10倍に

浸水・発芽させるときのポイント

①玄米は2～3回水を替えながら、もみやごみを流し、水をきってから浸水します。

②浸水させることで、玄米の有害成分「アブシジン酸」が無毒化します。

③玄米の先が開いて0.5～1mm発芽したら浸水完了です。

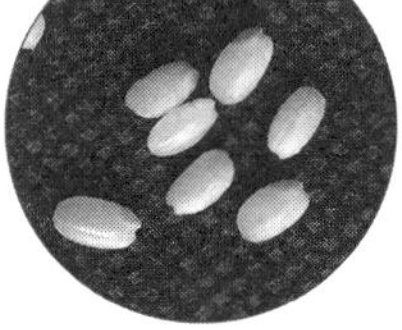

○玄米は無農薬、天日干しを

玄米は白米より残留農薬の影響を受けやすいので、無農薬や減農薬のもの、また「有機JAS」マークなどを目印に選ぶとよいでしょう。

また、高温で機械乾燥させた玄米は発芽しないことがあり、天日乾燥がベストです。購入のさいは信頼できる販売元を選びましょう。

○市販品より、手作りの発芽玄米を

スーパーでは「発芽玄米」が、玄米の2～3倍の価格で売られています。市販の発芽玄米は、発芽によって無害化した「アブシジン酸」が、乾燥後に再び増加していることがあります。また、農薬使用の確認が難しいこともあり、自分で玄米を購入し、発芽させるほうが、安心で経済的です。

簡単でお勧め！ 冷蔵庫での浸水・発芽方法

浸水方法	浸水した容器ごと冷蔵庫（野菜庫が良い）に保存する
浸水時間	発芽時間は２日前後。時間に制約されず、水替えの手間がない
使用容器	ボウル・バット・密閉容器などを使用する

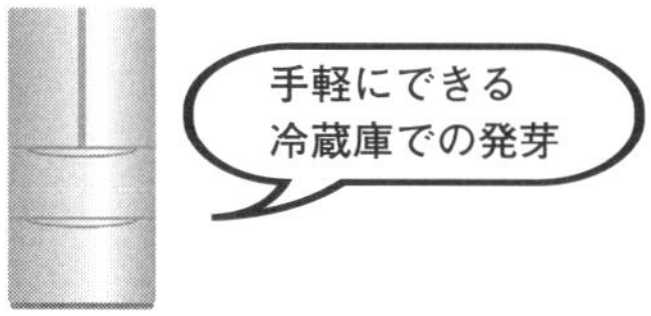

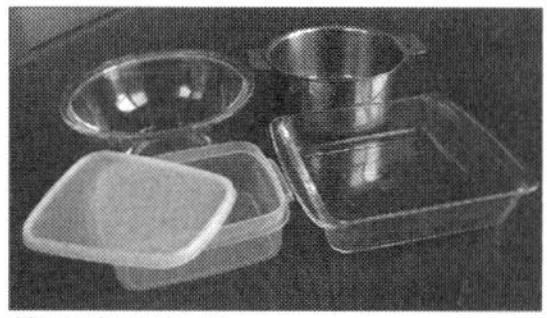
使用容器の例

◯発芽玄米 100％で炊く場合

浸けた水を捨て、さっとすすいだ発芽玄米を、白米より１～２割水を多くして炊きます。米糠の部分が硬いので、炊飯後、保温すると徐々に軟らかくなります。保温により熟成が進み、うま味成分が増えます。

◯白米と混ぜて炊く場合

白米に混ぜる量はお好みで。水加減は白米のときと同じ量で炊飯できます。玄米の割合が多めのときは、水を増やしてください。

◯玄米を炊くときの注意点

発芽させる時間がないときでも、洗った玄米をすぐに炊くことは避け、必ず１晩以上浸水してから炊くとよいでしょう。

◯発芽したら、すぐに炊く

発芽したらすぐに炊飯しましょう。予約タイマーなどで長時間置くと発芽が進み、おいしさと栄養効果が得られる一番良い状態を逃してしまいます。また、においや雑菌が生じます。

◯便利な専用炊飯器

発芽玄米が手軽に炊ける自動炊飯器＊も販売されています。玄米に水を入れてセットするだけで、40 度の水温で保温して発芽させ、炊飯できます。

（家庭栄養研究会）

＊炊飯器の例：商品名「なでしこ健康生活」問い合せ先：日本不耕起栽培普及会葛飾支部・岡澤成郎
Fax・Tel：03-3696-8599

ネバネバ丼

ネバネバ成分には、がん細胞の抑制や整腸作用、有害物質の排出など、さまざまな効果が期待できます。４種類のネバネバ食品が一度にとれる、おいしくて手間のかからない一品です。

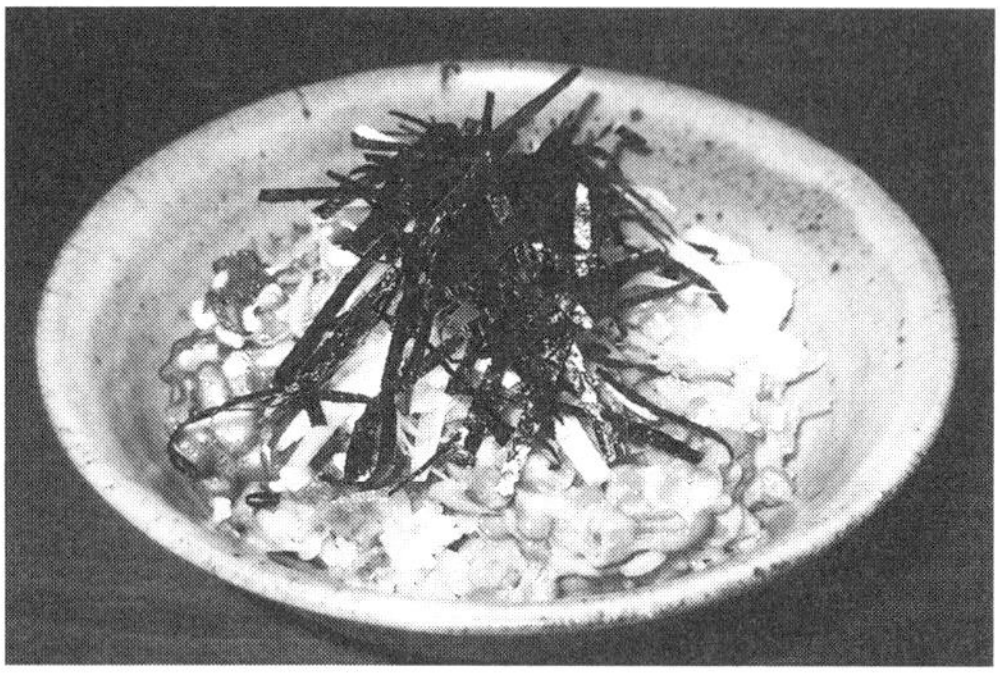

【材料】(1人分)

発芽玄米ご飯…茶碗1杯	かつお節……適宜
納豆……1パック	ナガネギ……適宜
カラシ……適宜	焼きのり……適宜
ナガイモ……30g	割りしょうゆ
オクラ……3本	しょうゆ……小さじ2
メカブ……1パック	コンブだし…大さじ2/3

【作り方】

① 納豆はよくかき混ぜてから、カラシを加える。ナガイモはポリ袋に入れて叩く。オクラはサッとゆでて小口切りにし、ナガネギは5cm長さの白髪ネギ＊に。焼きのりは細切りにする。

② 丼にご飯をよそい、①の納豆、ナガイモ、オクラとメカブをのせ、かつお節をかける。その上に白髪ネギとのりをのせる。割りしょうゆをかけていただく。

＊ネギの白い部分のみを使い、繊維に沿って千切りにし、水にさらす。

【応用】

ゆでて冷やした日本そばに、ネバネバ食材をのせ、めんつゆでいただくのもお勧めです。

(野口節子)

サケ寿司

香味野菜を入れると、食欲のないときでもさっぱり食べられ、手軽に作れるお寿司です。サケの赤い色は、がん予防効果のあるアスタキサンチン。青ジソの緑とサケのピンクの彩りもきれいです。

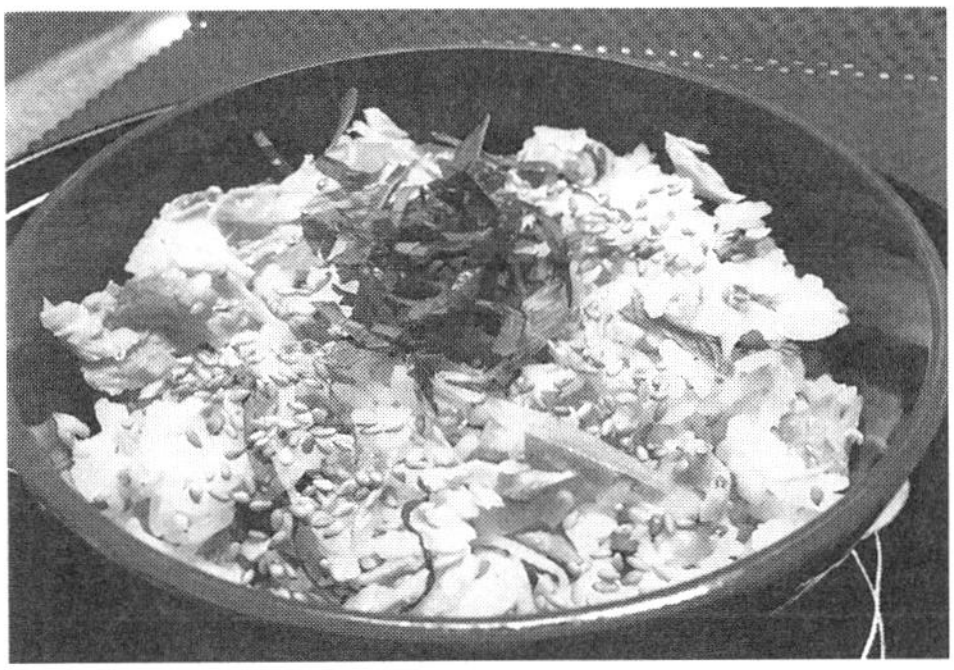

【材料】(2人分)

5分づき米………… 1合*
水……………………… 190cc
コンブ…………………5cm角
酒……………………小さじ1
A(合わせ酢)
　酢………大さじ1と1/3
　テンサイ糖‥大さじ2/3
　塩……………小さじ1/5
甘塩サケ… 1切れ(80g)
青ジソ……………………5枚
ショウガ……小ひとかけ
ミョウガ……………小2個
白ゴマ……小さじ1～2
*米1合は約150g

【作り方】

① 炊飯器に米と水、コンブを入れ、30分以上浸水させる。酒を加えて、ご飯を硬めに炊く。
② サケは焼いて、骨を取ってほぐしておく。
③ご飯が炊けたら、Aの合わせ酢をご飯に入れて軽く混ぜ、10分そのまま蒸らしておく。
④ 寿司桶に③を入れて、②のサケ、青ジソ・ショウガ・ミョウガの千切り、白ゴマを加え、うちわなどで冷ましながら、切るように混ぜる。

(家庭栄養研究会)

サバの淡煮《あわに》

サバは、DHAやEPAのほか、強い抗酸化作用でがんを予防するといわれるセレンを含んでいます。うま味や栄養の溶け込んだ煮汁もいただきましょう。

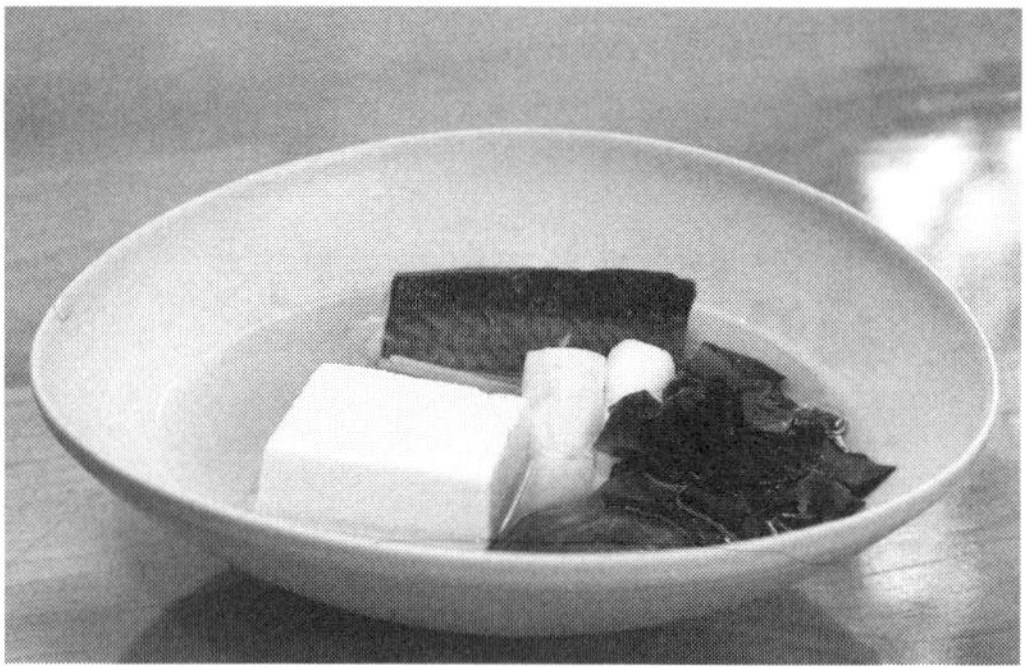

【材料】(2人分)

サバ……………………2切れ
塩………………………適量
生シイタケ……………2個
ナガネギ(20cm)……1本
豆腐……………………1/3丁
ワカメ(戻したもの)
………………………30g
ミツバ…………………1/2束

A(煮汁)
水…………………300cc
薄口しょうゆ
……20cc(大さじ1強)
酒………………………
20cc(大さじ1と1/3)

【作り方】

① サバの切り身に薄く塩を振り、20～30分置く。
② 軸を取った生シイタケを、沸騰した湯にさっと通してざるにあげる。同じ湯で①のサバを霜降りにし、表面が白くなったら冷水に取り、水気を拭く。
③ ナガネギは5cm長さに切り、側面に食べやすいように数カ所切り目を入れる。豆腐は4等分に切る。
④ 鍋に煮汁Aを入れ、②と③を入れてから火にかける。
⑤ 沸騰したら、ワカメを加え、ナガネギに火が通ったら器に盛り、色よくゆでたミツバを添える。

☆下処理をきちんとすることで、魚臭さがとれます。
☆ナガネギはシャキシャキ感が残るぐらいに、ワカメも煮過ぎないようにしましょう。
☆サワラ、タイ、キンメダイでも同様に作れます。

(野﨑洋光)

サバ缶のトマト煮

買い物に行けないときでも、台所にあるストック食材で、すぐできるおかず。カレー粉を隠し味に入れて魚臭さを消し、こくを出します。冷めてもおいしいので、多めに作っておくとよいでしょう。

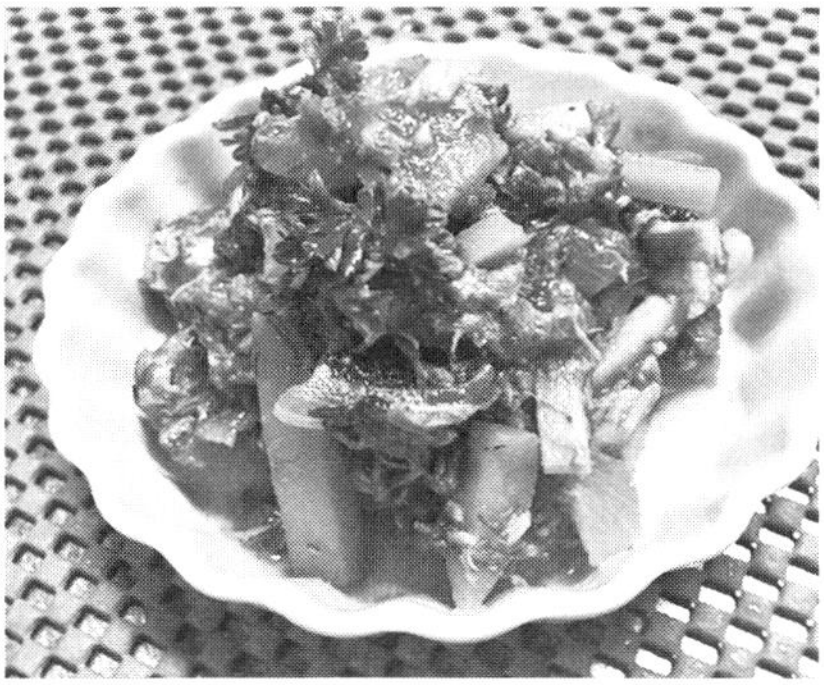

【材料】（2人分）

サバ缶……………………1缶
ニンニク…………………1片
タマネギ………… 中1/2個
ニンジン……………… 50ｇ
トマトジュース
………………………… 100cc
オリーブ油……小さじ1
カレー粉…………小さじ2
塩……………………ごく少量
コショウ……………… 少々

【作り方】

① ニンニクはみじん切り。タマネギは1㎝幅のざく切り。ニンジンは1㎝幅の短冊切りにする。
② 鍋にニンニクとオリーブ油を入れて弱火で炒める。タマネギを入れて弱火で炒め、透き通ってきたらニンジンを入れ、ふたをして弱火で火を通す。
③ サバ缶、トマトジュース、カレー粉を入れ、中火で5分ほど煮詰める。サバ缶に薄い塩味がついているので、塩はごく少量入れ、コショウを少々振る。

☆パセリやバジルなどの香味野菜があれば、みじん切りにして最後に入れると彩りよく仕上がります。
☆野菜はピーマン、セロリ、ナスを入れてもおいしくいただけます。

（家庭栄養研究会）

サケのゴマ衣焼き

サケの赤い色素アスタキサンチンには、抗酸化作用があり、がん予防効果が期待されています。ゴマをたっぷり使うのでカルシウムやビタミンEもとれ、お弁当にもおすすめの一品。

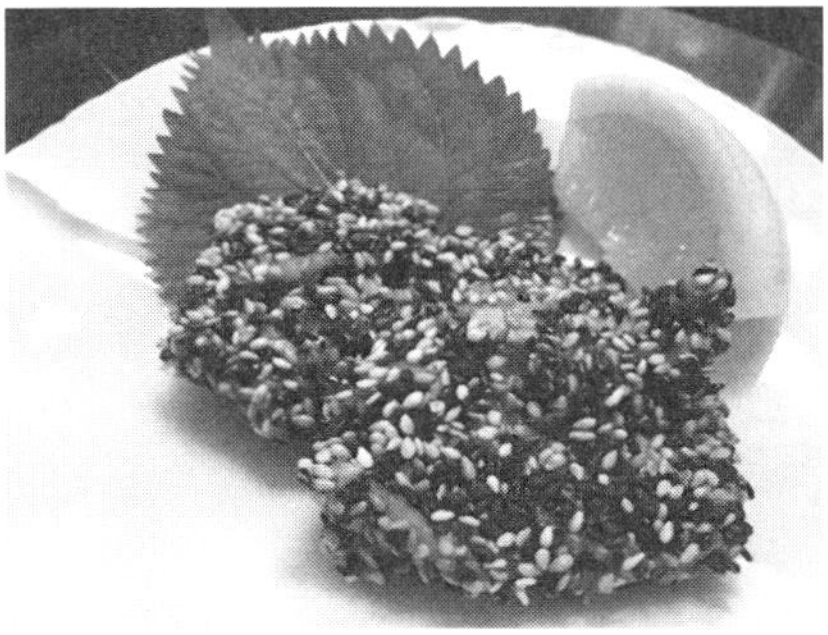

【材料】(2人分)

生サケ……………………2切れ
しょうゆ…小さじ1と1/2
酒………………………大さじ1
小麦粉…………………大さじ3
黒・白ゴマ…大さじ4強
オリーブ油……………適宜
【付け合せ】
青ジソ・レモン…各適宜

【作り方】

① 生サケは1切れを三つにそぎ切りにして、しょうゆと酒に浸けて10分程度おく。
② ①に小麦粉を入れて混ぜ、ゴマをパン粉のようにたっぷり付ける。
③ フライパンにオリーブ油を入れ、②を入れてから火を付け、弱火で焼く。弱火でじっくり焼くほうが身が縮まず、軟らかく仕上がる。
④ 器に青ジソを敷いてサケを盛り、くし形に切ったレモンを添える。

【応用】

カジキマグロや鶏の胸肉・ささみでもおいしくできます。

(家庭栄養研究会)

大豆製品

豆腐とカキのオイスターソース炒め

味覚障害を予防する亜鉛を多く含むカキ。低脂肪、高たんぱくで、鉄分が多く、活力源になるグリコーゲンも豊富に含んでいます。カキのうま味が豆腐にしみ込んだ、おいしい一品。

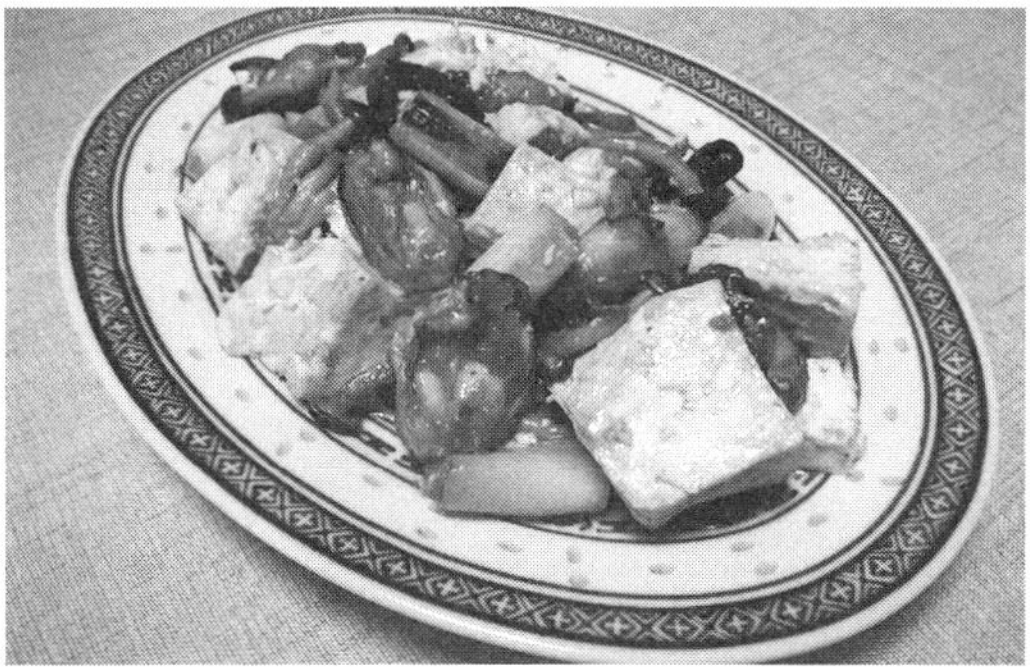

【材料】（2人分）

木綿豆腐……1丁
（軽く水切りする）
カキ……100g
片栗粉……適量
シイタケ……2枚
シメジ……1/2パック
ナガネギ……1/2本
ニンニク……1/2片
ゴマ油……大さじ1
A（調味料）
- オイスターソース……大さじ1
- みりん……大さじ1/2
- しょうゆ……大さじ1/2

【作り方】

① カキは薄い塩水（分量外）で振り洗いをし、ザルにあげて水気をよくきり、片栗粉をまぶす。

② シイタケは石づきを除き、半分に切る。シメジも石づきを取り除いてほぐす。ナガネギは3㎝の長さのぶつ切りにする。

③ フライパンにゴマ油大さじ1/2と薄切りにしたニンニクを入れて、弱火にかける。いい香りがしたらカキを入れて炒め、カキが丸まったら取り出す。

④ 残りのゴマ油を足し、②を加えて炒める。火が通ったら豆腐を入れて大きく崩しながら炒め、カキを戻し入れて、Aで味を調える。

（池上保子）

豆腐のハンバーグ

1人分の塩分が約0・25gの減塩メニューです。かつお節のうま味で、塩を入れなくても満足できるおいしさに。ふわふわハンバーグを、ケチャップソースでいただきます。

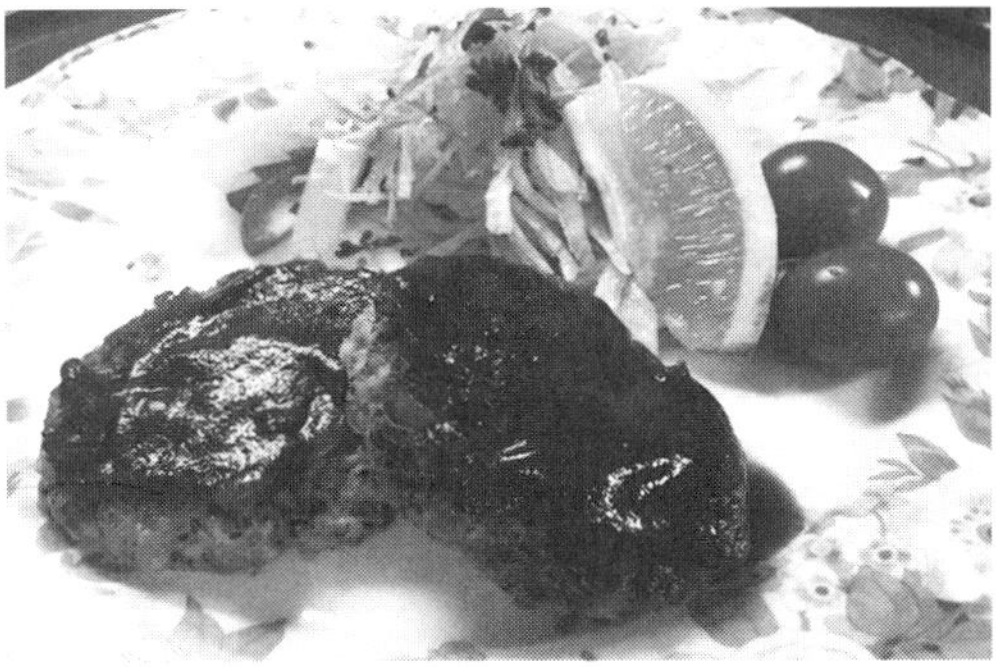

【材料】(2人分)

木綿豆腐…………1/2丁強
タマネギ…………小1/5個
ニンジン………………20g
油…………………………少々
A
粉豆腐*………大さじ2
卵黄……………1/2個分
かつお節……………2g
すり白ゴマ…大さじ1

ソース
ケチャップ…小さじ1
ウスターソース
……………………小さじ1

【付け合せ】
レタス、ミニトマト、レモン
……………………………各適宜

【作り方】

① 豆腐は熱湯に入れ、あらくほぐして2〜3分ゆで、十分に水きりして手でつぶす。
② タマネギ、ニンジンをみじん切りにし、油で炒める。
③ ①の豆腐にAの材料を加えてよく混ぜる。
④ フライパンに油をひき、③を4等分したものを大きいスプーンですくって入れ、形を整えながら、じっくり両面焼く。
⑤ ケチャップとウスターソースを合わせてハンバーグにからめ、皿に盛る。レタスの千切りやミニトマトなどを付け合わせ、レモンなどを添える。

*こうや豆腐の粉末(市販品)。こうや豆腐をすりおろしてもよい。

(鈴木伸枝)

野菜

こうや豆腐入りニンニクみそ

がん予防効果ナンバーワンのニンニクを毎日少しずつとれる作りおきレシピ。蒸し野菜、豆腐、生揚げ、ご飯などに添えて。栄養豊富で、食欲がないときにもお勧めです。お弁当にも。

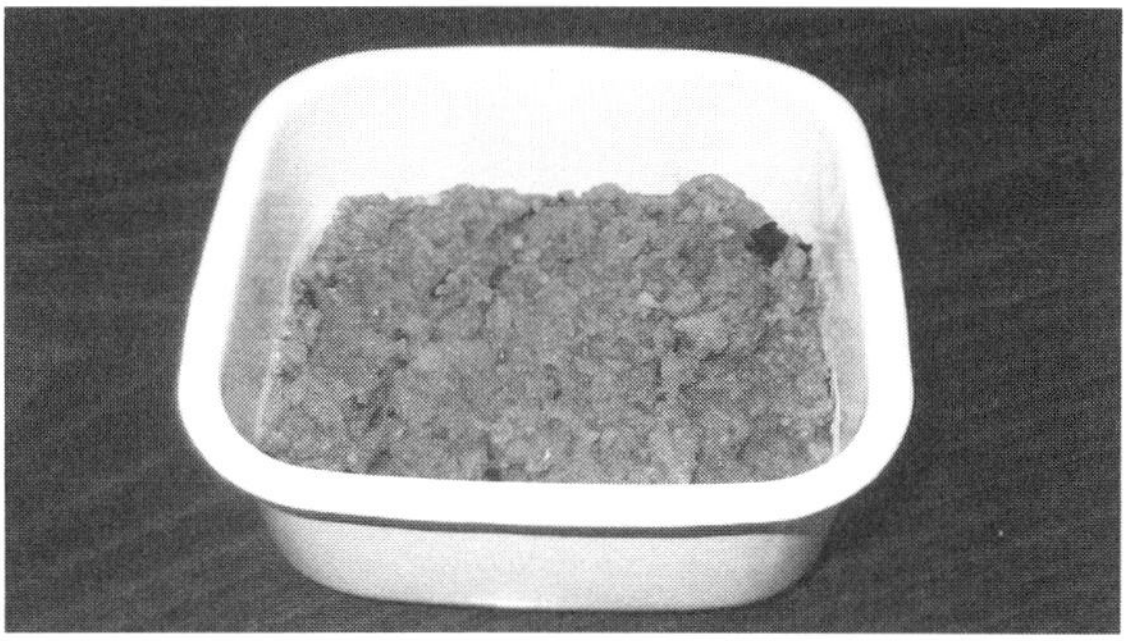

【材料】（作りやすい分量）

ニンニク……………６～８片
赤トウガラシ…………1本
こうや豆腐……………2枚
ゴマ油……………小さじ2
だし汁……………150cc

A（調味料）
みそ……………大さじ5
酒……………大さじ2
みりん…………大さじ3
砂糖……………小さじ2
（好みで調整）

【作り方】

① ニンニクはみじん切りに、トウガラシは種を取り、小口切りにする。こうや豆腐は水で戻してから、すりおろす。
② フライパンにゴマ油を温め、弱火でニンニクをよく炒めてから、こうや豆腐を入れ、だし汁を加えて煮込む。
③ Aを混ぜ②に加え、木じゃくしで混ぜながら煮る。トウガラシを加え、しっとりしたら出来上がり。

☆ニンニクのにおいは、スライスすると強くなるので、１片丸ごと加熱すると、においが少なくなり、ホクホクして食べやすくなります。煮物やスープなどに入れたり、油で揚げるとおいしく食べられます。
☆ニンニクを熟成させた黒ニンニクは、抗がん作用が報告されており、プルーンのように甘く、おいしく食べられます。

（野口節子）

キャベツとアサリの蒸し煮

キャベツの苦味成分は、体内でがんを予防する成分「イソチオシアネート」に変化します。鉄分などの栄養が豊富でうま味たっぷりのアサリと合わせた、短時間でできる一品です。

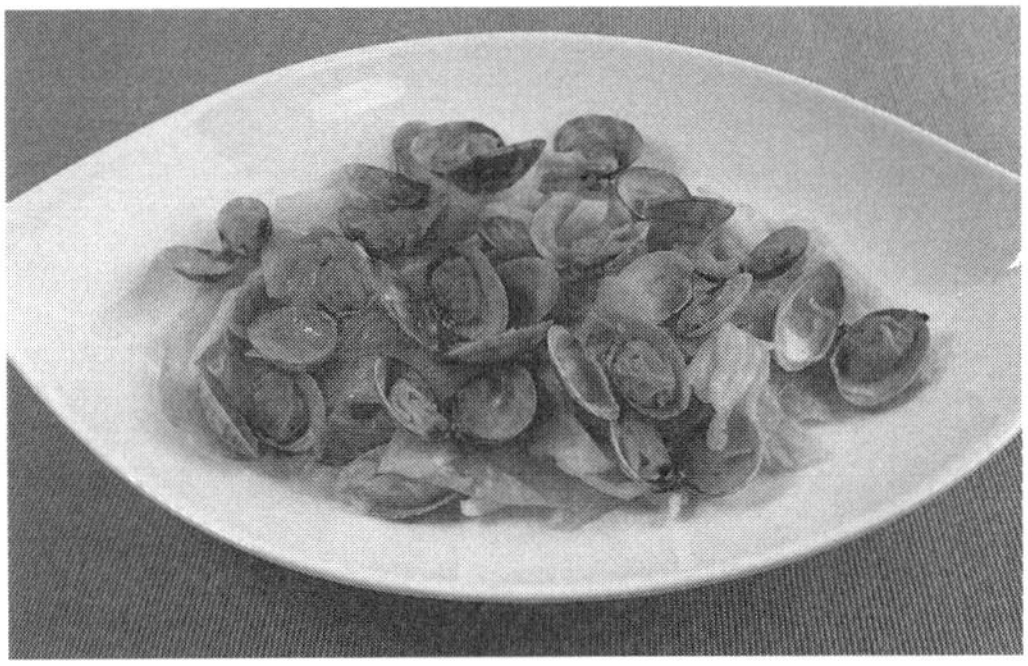

【材料】(2人分)

キャベツ……………200g	酒……………………大さじ1
殻つきアサリ……150g	水……………………大さじ1
ニンニク………………1片	塩…………………一つまみ
ゴマ油…………大さじ1/2	

【作り方】

① キャベツは葉を1枚ずつはがしてから、芯をたたきつぶして、ザク切りにする。

② 砂抜きしたアサリを塩(分量外)でこすり合わせてきれいに洗う。水分をキッチンペーパーで軽く拭く。

③ フライパンにみじん切りにしたニンニクとゴマ油を入れて弱火にかけ、香りを出す。

④ アサリを入れて、ざっと混ぜ、キャベツをのせる。酒、水を入れてふたをして、中火にかける。

⑤ アサリの口が開き、キャベツがしんなりしたら塩を一つまみ入れ、全体を混ぜ合わせたら、火からおろし、皿に盛る。

(宇都宮章子)

タマネギとトマト、キュウリのピクルス

生のままでは食べづらいタマネギは、酢に入れてごく短時間加熱するだけで、においや辛味が取れ、清涼感のあるさっぱりした風味に一変します。多めに作りおきするのがお勧めです。塩分ゼロのレシピ。

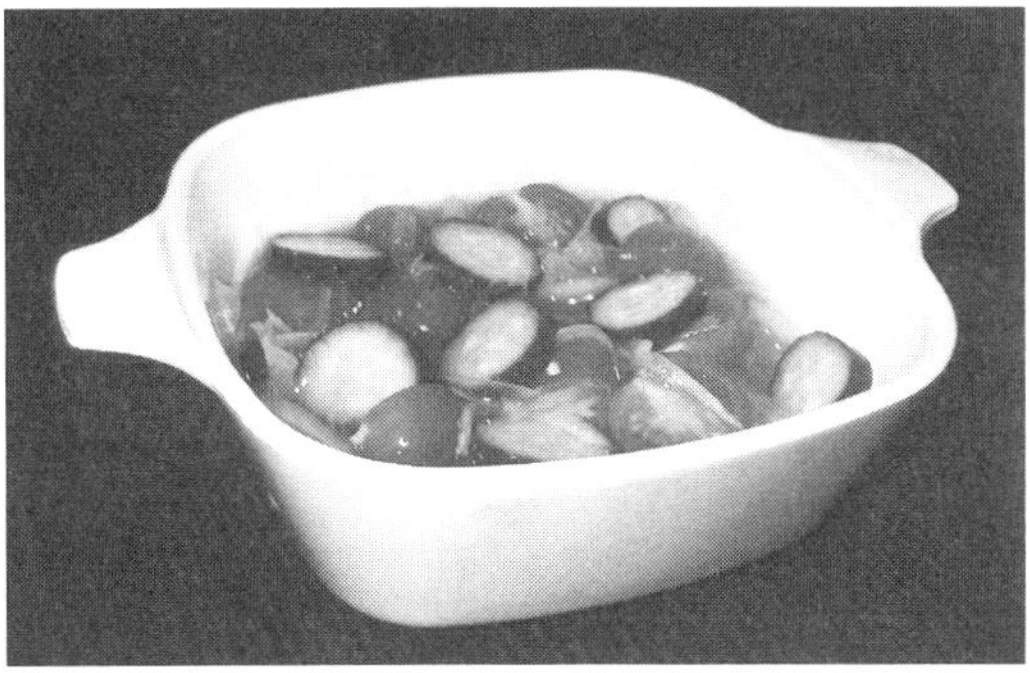

【材料】（作りやすい分量）

タマネギ……………………1個
ミニトマト……………12個
キュウリ……………………1本

A（つけ汁）
- 酢・水……各大さじ6
- みりん………大さじ2
- 砂糖…………小さじ2

【作り方】

① タマネギは薄くスライスし、ミニトマトはへたを取って半分に切る。キュウリは1㎝厚さの輪切りにする。
② 鍋*に、タマネギとAのつけ汁を入れて火にかける。混ぜながら煮立て、沸騰したら火を止めて、冷ます。
③ 保存容器に②を入れ、キュウリとトマトを加える。1時間ほどおけば、食べごろに。

*酢を使うので、アルミ鍋を避け、ホウロウ鍋で調理しましょう。

（野口節子）

ナガネギの甘酢漬け

とろっと軟らかく煮たナガネギは口当たり良く、ほっとする味わい。薬膳では白いネギは肺を潤すといわれ、風邪予防になります。たくさん作っておくと重宝で、冷蔵庫で1カ月以上、保存可能。塩分ゼロのレシピです。

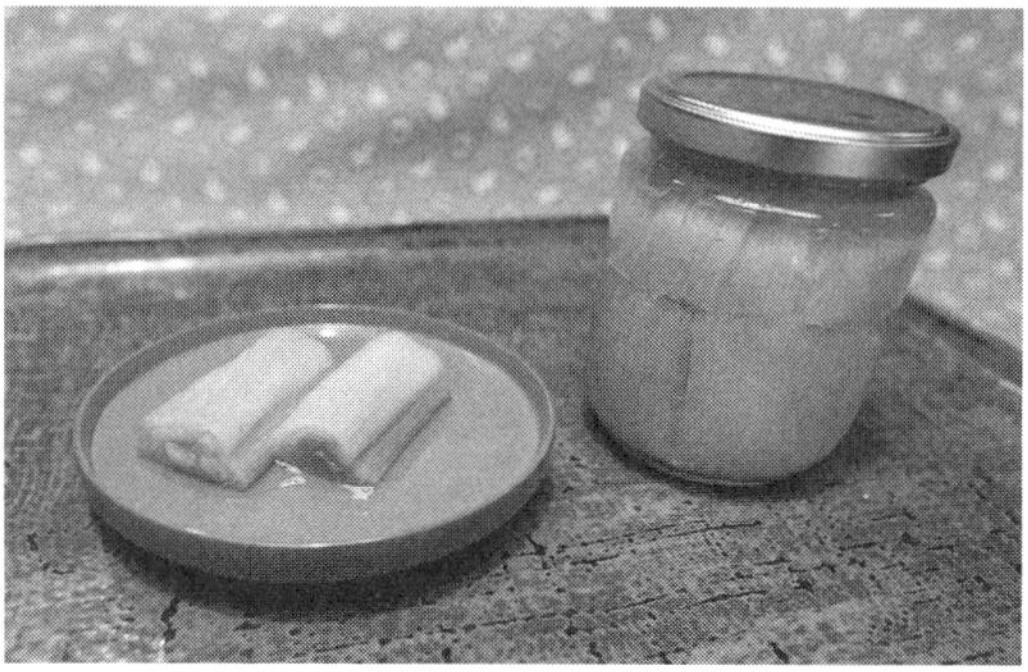

【材料】(作りやすい分量)

ナガネギ……………400g
(白い部分のみ使用)
コンブだし…150cc程度

甘酢
- リンゴ酢……大さじ6
- ハチミツ……大さじ1と1/2強

【作り方】

① ネギを4〜5cm長さに切り、鍋に隙間なくきちんと並べ、コンブだしをひたひたまで入れ、落としぶたをする。煮立つまでは中火、煮立ったら弱火で1時間程度煮る。

② ガラスやほうろうなど酸に強い容器に、汁けを切った①のネギをそろえて入れ、甘酢を注ぐ。

☆ナガネギは太いものを使うほうが、軟らかく、おいしくできます。

☆残ったネギの青い部分活用法：青い部分5本分とだし100ccをミキサーにかけ、1人分(青ネギ1本分)ずつ冷凍しておきます。解凍して温かいだし汁でのばしてみそを入れると、鮮やかな緑色のすり流し汁ができます。
豆腐、魚貝、きのこ、のり、油揚げ、卵などを入れると、さらにおいしくなります。

(吉田玲子)

モズクとナガイモのネバシャキ

モズクのネバネバ成分「フコイダン」は、がん細胞の自滅を促すので、積極的にとりたい食品です。ただし、市販の味付けモズクは味が濃いので、味付けなしの生モズクがお勧めです。

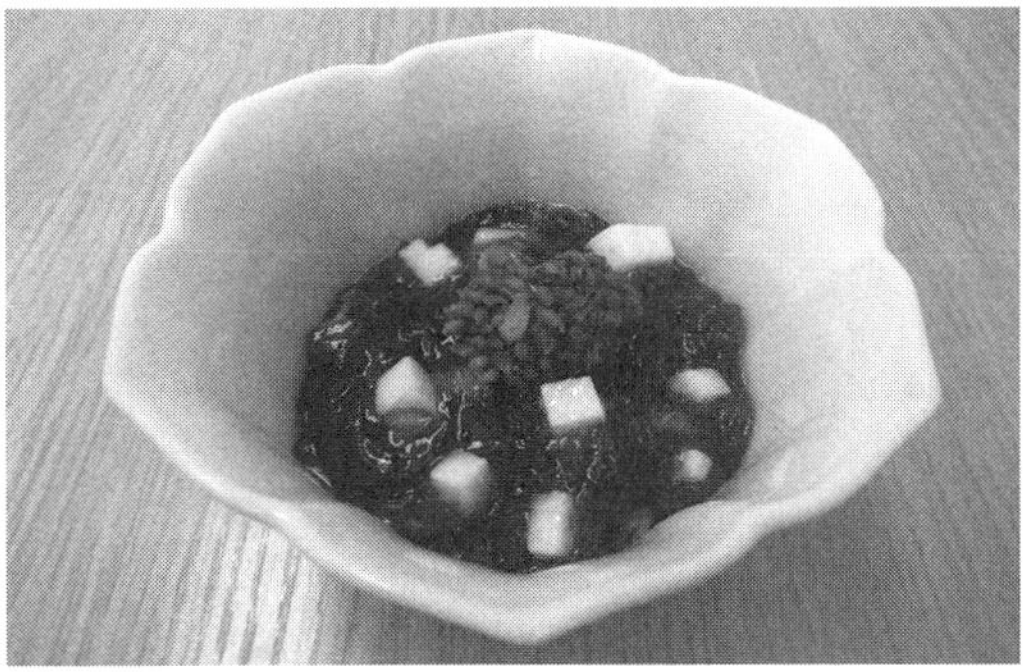

【材料】(2人分)

生モズク……………100g
ナガイモ……………30g
菜の花(花の部分)…適宜
A(合わせ酢)
だし汁・酢・しょうゆ・みりん………各小さじ2

【作り方】

① 鍋にAの合わせ酢を入れ、火にかけてアルコールを飛ばす。
② モズクはさっと洗い、水気をきる。ナガイモは5mm角切りにし、菜の花はゆでて2cm長さに切る。
③ モズクとナガイモを合わせて器に盛り、菜の花を上にのせ、①をかける。

☆生モズクは冷凍保存できます。
☆針ショウガ(ショウガの千切り)を添えてもおいしくいただけます。
☆菜の花の代わりに、キュウリの薄切りを塩もみして入れるのもお勧めです。
☆蒸し鶏、豆腐、焼き油揚げなど、たんぱく質を豊富に含む食品を加えてもおいしくできます。

(家庭栄養研究会)

トウガンのホタテあんかけ

治療中むくみが出る場合にお勧めなのが、トウガンです。体の熱をとり、水分代謝をよくします。冷やしてもおいしいレシピです。

【材料】(2人分)

トウガン
………1/8個(正味200g)
ホタテ缶詰
……… 1缶(固形量50g)
ゆでエダマメ ………30g
おろしショウガ
…………10g(小1かけ)

A
- だし汁…………100cc
- 酒………………大さじ1
- みりん…………大さじ1
- 塩…………小さじ1/6
- しょうゆ……小さじ1

水溶き片栗粉
- 片栗粉…………小さじ1
- 水………………小さじ2

【作り方】
① トウガンは皮をむき、種とワタを取り除き3cm角に切り、たっぷりの湯で下ゆでする。
② 鍋にA、①とホタテ缶を入れて3分ほど煮たらエダマメを入れ、水溶き片栗粉でとろみをつける。
③ 器に盛り、おろしショウガをのせる。

(家庭栄養研究会)

コマツナとアミエビの煮浸し

カルシウムが多いコマツナとアミエビを使った、手軽にできる骨太レシピ。冷蔵庫で3日程度は日もちします。

【材料】(作りやすい分量)

コマツナ……1把(300g)
乾燥アミエビ………10g
だし汁………………200cc
しょうゆ……… 大さじ1強
みりん……………大さじ1

【作り方】
コマツナは5〜6cm長さに切る。アミエビ、だし汁、しょうゆ、みりんを入れて、コマツナの茎を先に入れて弱火で2分煮る。その後、葉を入れ7〜8分煮る。

(家庭栄養研究会)

スープ・汁もの

基本のファイトケミカルスープ

麻布医院・髙橋弘院長提案のファイトケミカルスープは、作りやすくおいしいので、食事療法の基本にしたいスープです。スープにすると、野菜に含まれるファイトケミカルの8〜9割がスープに溶け出します。

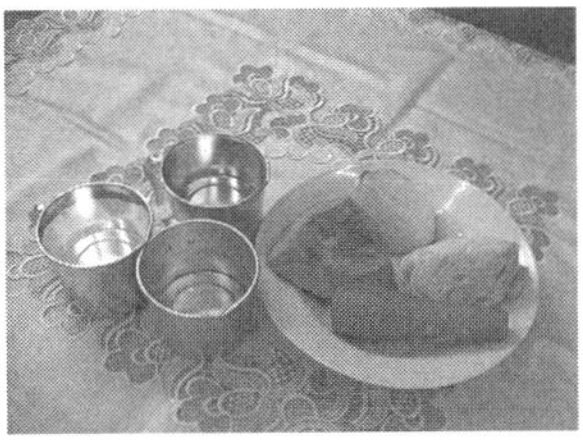

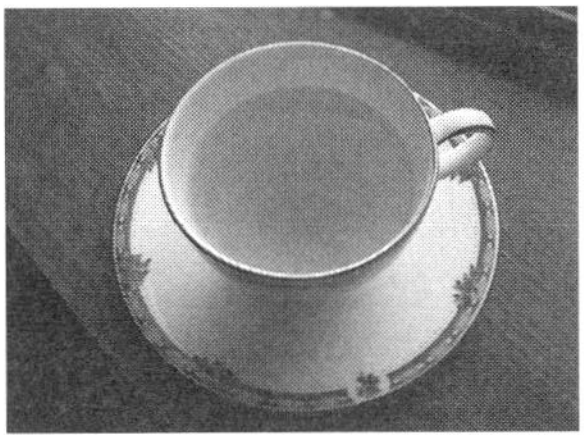

【材料】(900〜1000cc分)

キャベツ……………100g
ニンジン……………100g
タマネギ……………100g
カボチャ……………100g
水……………………1ℓ

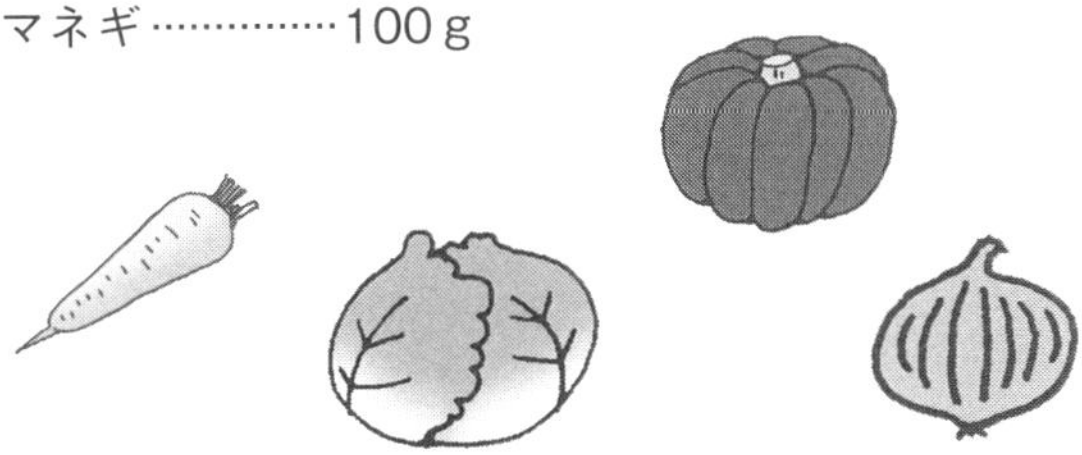

【作り方】
野菜を食べやすい大きさに切り、カボチャ以外の野菜を鍋に入れて分量の水を加え、ふたをして弱火にかける。15分くらい煮たら、カボチャを入れてさらに15分煮る。塩などの調味料は一切加えない。

【飲み方】
野菜とスープを別にして、スープはお茶代わりに早朝、空腹時、食間に飲む(1回200cc)。温かくして飲むと体が温まる。

【応用】
コンブや干しシイタケを入れると、さらにおいしくなります。冷え症の人はショウガを入れるのがお勧め。トマトが出回る時期は、トマトを入れるとグルタミン酸が多いので、おいしさが増します。

(髙橋 弘)

具だくさんみそ汁

毎日継続しやすく飽きないのは、季節のいろいろな野菜、海藻、大豆製品を入れたみそ汁です。野菜を煮ることで、汁にファイトケミカルが溶け出します。だしをとった煮干しを捨てずに、具として食べれば、カルシウムもとれます。

まとめて作って、冷蔵庫に入れて保存し、みそは食べるときにお椀に入れると、香り良いみそ汁になります。

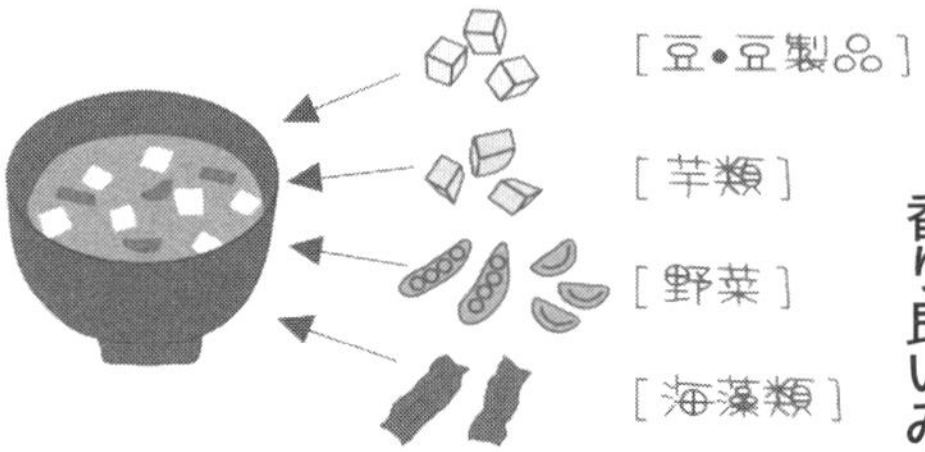

■煮干し　はらわたは苦味があり、汚染物質がたまりやすいので除き、頭も取ります。できれば食べやすいように1、2㎝程度に細かくして、ひと晩水に浸けておきます。
■みそ　だし入りみそは化学調味料入りなので、避けます。本醸造の国産大豆・国産米使用のみそを。

（家庭栄養研究会）

コーン豆乳スープ

コーン缶を使って手軽にできる、疲れているときのお助けレシピです。1人分の塩分が約0・35gと薄味ですが、自然の甘味が楽しめます。

【材料】（2人分）

粒コーン（食塩無添加）
……………………1缶（150g）
豆乳（無調整）……200cc
コンソメスープの素*
…………………1g弱（顆粒）
パセリ……………………少々
＊化学調味料無添加のもの

【作り方】
① パセリ以外の材料をミキサーに入れ、よく混ぜる。鍋に移して、弱火でゆっくり温める。
② 器に入れ、パセリのみじん切りを散らす。

☆ミキサーがない場合は、クリームスタイルのコーン缶を使いましょう。

（鈴木伸枝）

ジュース・飲みもの

グリーンジュース

がん専門医の済《わた》陽《よう》高《たか》穂《ほ》氏が勧める、がん予防効果が高いキャベツとコマツナをベースにしたジュース。リンゴとレモンを加えるので、青野菜特有のにおいが気になりません。飲みやすい健康ジュースの代表です。

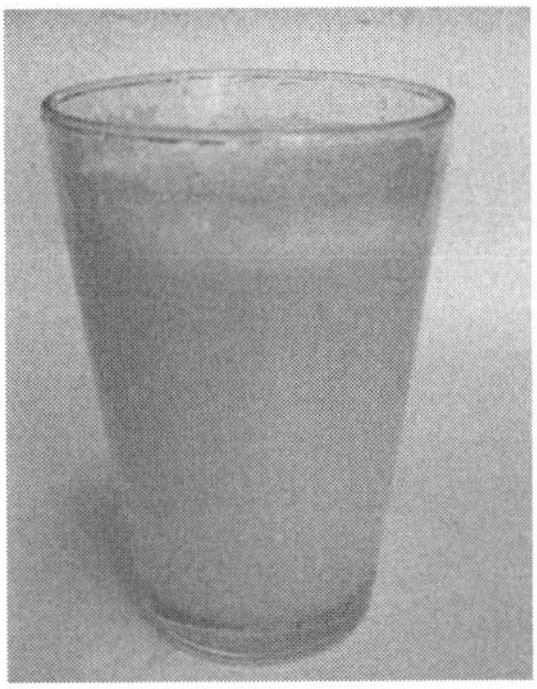

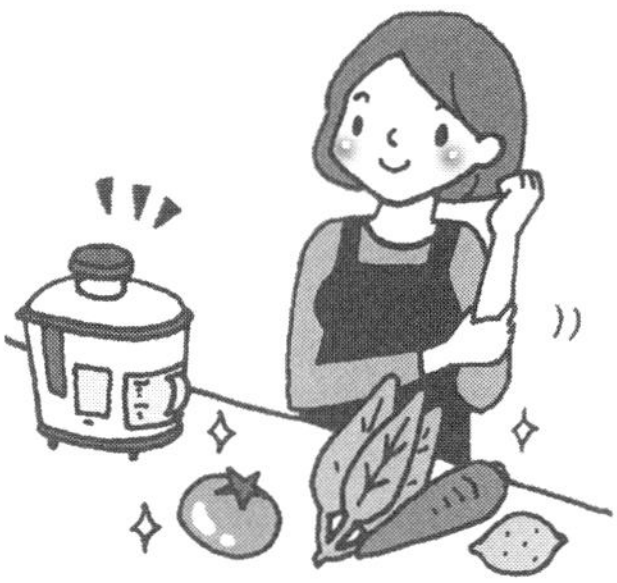

【材料】（約200cc分）

コマツナ……………30g
キャベツ……………100g
リンゴ………………100g
レモン………………1個

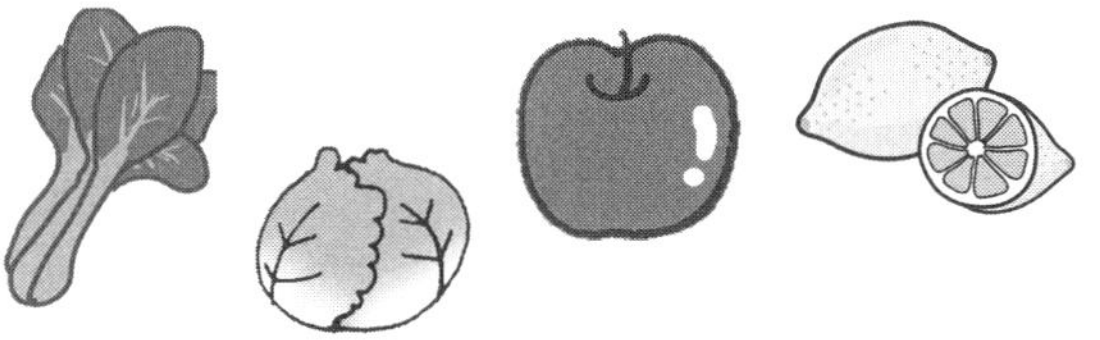

【作り方】

① コマツナは洗って根を落とす。キャベツは洗って適当な大きさに切る。リンゴは皮をよく洗い、芯を除いて半分だけ皮をむき、適当な大きさに切る。
② レモンはよく洗って、横半分に切り、果汁をしぼる。
③ レモン以外の材料をジューサーにかけ、レモン果汁を加えて混ぜる。

☆冬の時期や冷え症の人は、ショウガを加えるとよいでしょう。
☆リンゴの皮は多くの栄養を含んでいますが、残留農薬の心配があるので、半分だけ皮をむきます。

（済陽高穂）

ニンジンジュース

ニンジンはカロテンを豊富に含み、免疫力アップによいとされています。ニンジンジュースはがん体質改善の強い味方で、がん治療によく使われています。

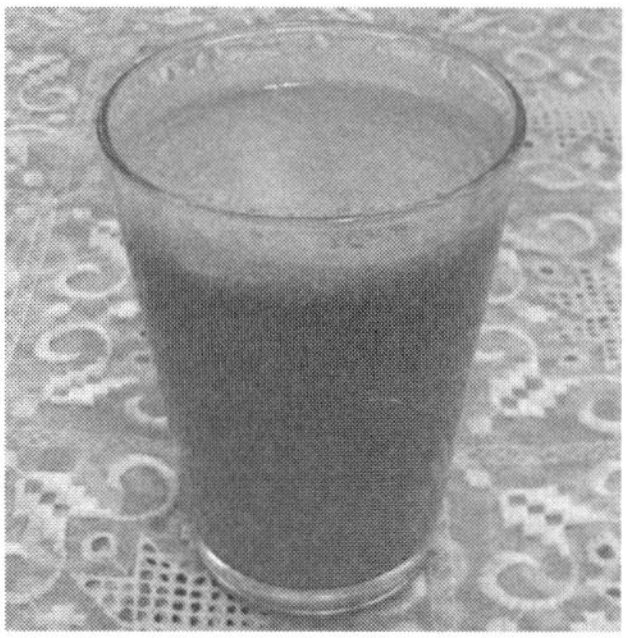

【材料】（約200cc分）

ニンジン……………100ｇ　リンゴ………………100ｇ
キャベツ……………50ｇ　レモン……………………1個

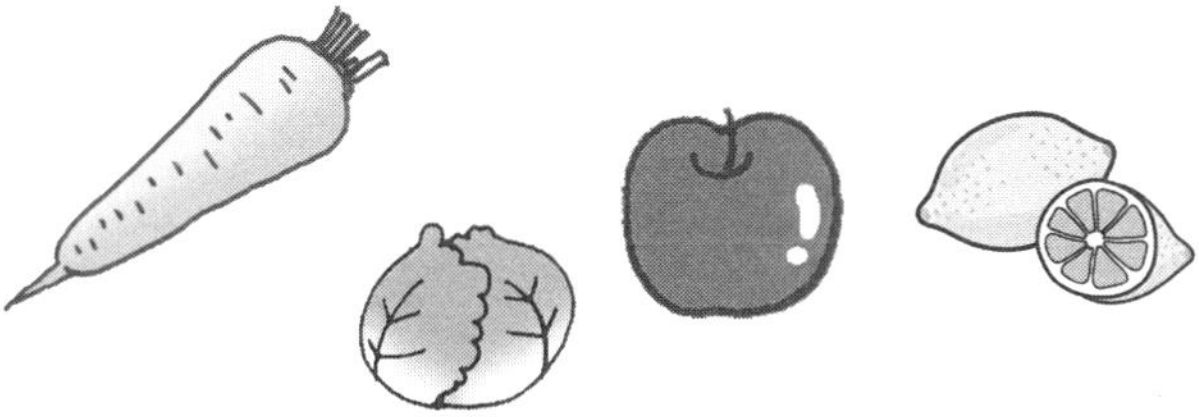

【作り方】

① 野菜と果物はよく洗う。ニンジンは適当な大きさに切る。リンゴは、芯を除いて半分だけ皮をむき、適当な大きさに切る。
② レモンはよく洗って、横半分に切り、果汁をしぼる。
③ レモン以外の材料をジューサーにかけ、レモン果汁を加えて混ぜる。

☆キャベツの代わりに、アスパラガス、ブロッコリー、パプリカなども使えます。

（済陽高穂）

甘酒・きな粉・豆乳ドリンク

甘酒はビタミンB群など疲労回復に効果的な成分を含み、「飲む点滴」といわれてきました。甘味のほか、うま味もある濃厚な栄養ドリンク。抗酸化作用のあるブルーベリーを加えます。

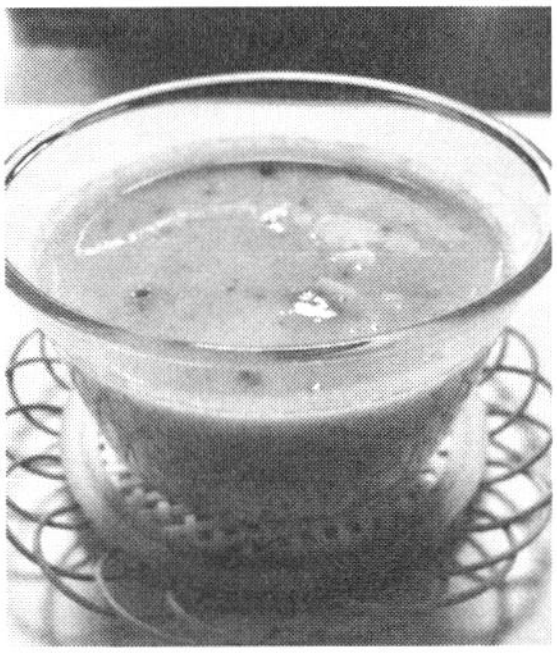

【材料】（1人分）

甘酒（無加糖のこうじ甘酒）
……………………1/4カップ
無調整豆乳…1/4カップ
きな粉…………… 大さじ1
ブルーベリー（生）
………………………… 大さじ2
水………………1/4カップ
レモン汁……… 小さじ1

【作り方】

① ステンレス製のざるでブルーベリーをつぶす。
② 甘酒と豆乳、きな粉、①をよく混ぜ、水とレモン汁を加えて軽く混ぜる。

（野口節子）

カフェインのない体にやさしいお茶

コーヒー、緑茶、紅茶などは、カフェインが多いので、日常的にはカフェインレスのお茶をどうぞ。

●黒煎り玄米茶

玄米を真っ黒になるまで煎ったもので、煮出して飲みます。陽性が強く、体を温める作用があり、腸の働きもよくするので、便通改善にもお勧め。自然食品店などで販売。

●ゴボウ茶

本書の筆者、南雲吉則医師お勧めのゴボウ茶は、ささがきにしたゴボウを乾燥させたお茶。ゴボウには、抗酸化力の高いサポニンというポリフェノールが豊富に含まれ、デトックス効果が期待できます。

●麦茶

麦茶には、胃腸粘膜を保護する作用があるといわれ、抗がん剤などの副作用で胃腸に炎症があるときにお勧めの体にやさしいお茶です。温めて飲むほうがよいでしょう。

（家庭栄養研究会）

市販の低糖質ヘルシーおやつ

市販品でも、糖質が少なく、ミネラルやビタミン、たんぱく質が豊富なおやつがあります。

●手軽に食べられるおやつ

煎り大豆、クルミ、ピーナッツなどのナッツ類、あたりめ、食べるニボシ、焼きメザシ、ゆで卵、ところてん、おしゃぶりコンブ、エダマメ、野菜チップス、ゴボウチップス、こんにゃくチップス、豆乳ヨーグルト（無糖）、ココナッツヨーグルト（無糖）など

●糖質が少ない果物

キウイ、イチゴ・ブルーベリーなどのベリー類、ビワ、レモン・ミカンなどのかんきつ類、アボカド、パイナップル、プラム、イチジクなど

●牛乳の代わりの飲みもの

豆乳のほか、ココナッツミルク、アーモンドミルク（アーモンドの実をミキサーで乳状にした飲みもの）もあります。

（家庭栄養研究会）

ノンシュガーのおやつ

大豆×発酵の力で体調を整える

豆乳ヨーグルトの作り方

豆乳は「畑の肉」といわれるほど栄養豊富な大豆から作られ、乳がんを予防するイソフラボンを含んでいます。また、発酵食品の豆乳ヨーグルトには乳酸菌が多く含まれ、腸内環境を整えて免疫力をアップしてくれます。

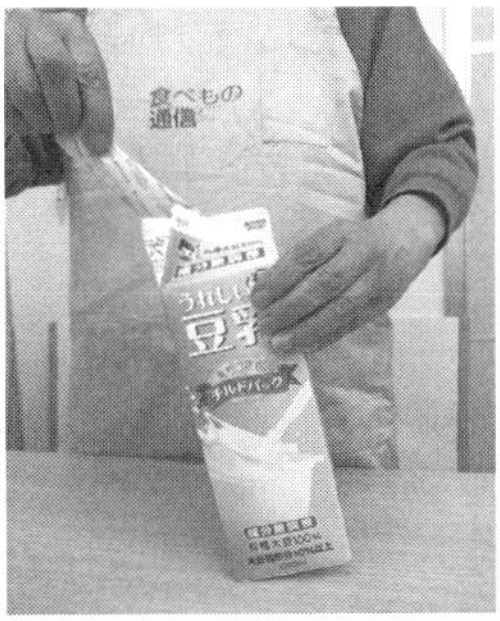

清潔な手で、雑菌が入らないように注意して

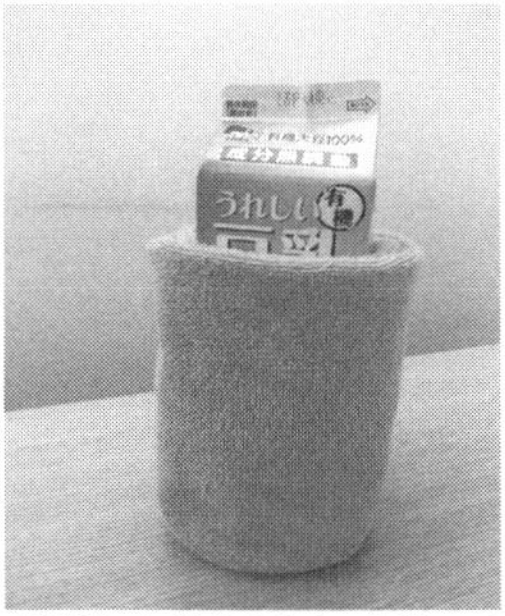

発酵させるときはタオルを巻いて保温するとよい

【材料】(作りやすい分量)

成分無調整豆乳＊1 ……………… 500cc

ケフィア菌＊2 ……………… 1ｇ入り1包

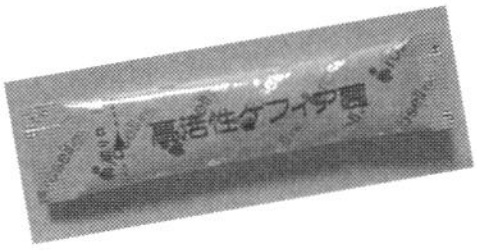

＊1 調製豆乳では作れないこともあるので、無調整タイプを使用する

＊2 購入先：ベターホーム協会　TEL03-3407-0471
株式会社ケフラン　TEL0120-041-850

【作り方】

① パック入りの成分無調整豆乳(1000cc)を常温に戻し、パックを開けて500ccは別の容器に取り分ける。

② パックに残った豆乳にケフィア菌を1包振り入れる。

③ しっかりふたを押さえて、上下左右によく振って混ぜる。

④ 室温(20～30度)で16～24時間、動かさずに放置。温度が高いと発酵が早まる。固まったら冷蔵庫で保存をする。

☆別の容器で作る場合、容器やスプーンなどは鍋で煮沸消毒します。

☆雑菌の混入を避け、適温を保つことがポイントです。

☆冷蔵庫に保存したら1週間を目安に食べきり、強い酸味や苦味を感じたら廃棄しましょう。

(家庭栄養研究会)

市販のヨーグルトを使って作る
豆乳ヨーグルト

市販の豆乳ヨーグルトを種菌に使う簡単な方法です。ただし、雑菌が混入しないように注意しましょう。

【材料】(作りやすい分量)

成分無調整豆乳……………………900cc
市販の豆乳ヨーグルト…………100cc
(ゼラチンが入っていないもの)

【作り方】
① 成分無調整豆乳をパックのまま常温に戻し、パック(1000cc)を開けて100ccをとり分ける。
② 豆乳900ccが入ったパックに、市販のヨーグルト100ccを入れる(煮沸消毒したスプーンを使う)。
③ しっかりふたをして、よく振って混ぜる。
④ 20〜30度の部屋で動かさずに放置。固まったら冷蔵庫で保存する。

(家庭栄養研究会)

ゴマ豆乳プリン

ゴマの香ばしさと、はちみつと豆乳のやさしい甘味がおいしいプリン。カルシウムが豊富です。

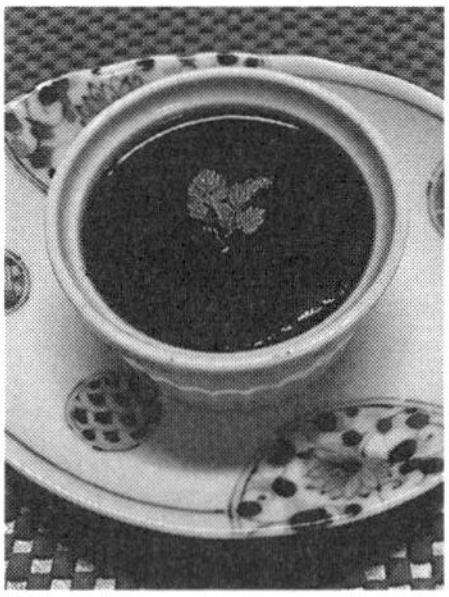

【材料】(ゼリー型6個分)

練りゴマ(黒)….大さじ3
豆乳……………………270cc
はちみつ…………大さじ2
(またはメープルシロップ)
粉寒天………………………4g
水………………………180cc
ミントの葉(なくてもよい)

【作り方】
① 練りゴマ、豆乳、はちみつを鍋に入れて、弱火でゆっくり混ぜる(ミキサーにかけてもよい)。
② 水に粉寒天を溶かし、①に加えて、よく混ぜながら煮て、沸騰させ、1〜2分加熱する。
③ 型に流して、冷蔵庫で冷やし、ミントの葉を飾る。

(神島あかえ)

米粉と甘酒のフルーツ蒸しパン ココナッツ風味

米粉を使い、甘酒とリンゴとレーズンで甘味をつけた蒸しパン。自然の甘味がやさしく、卵や牛乳を使わなくてもココナッツミルクの甘い香りがこくとおいしさをプラスします。

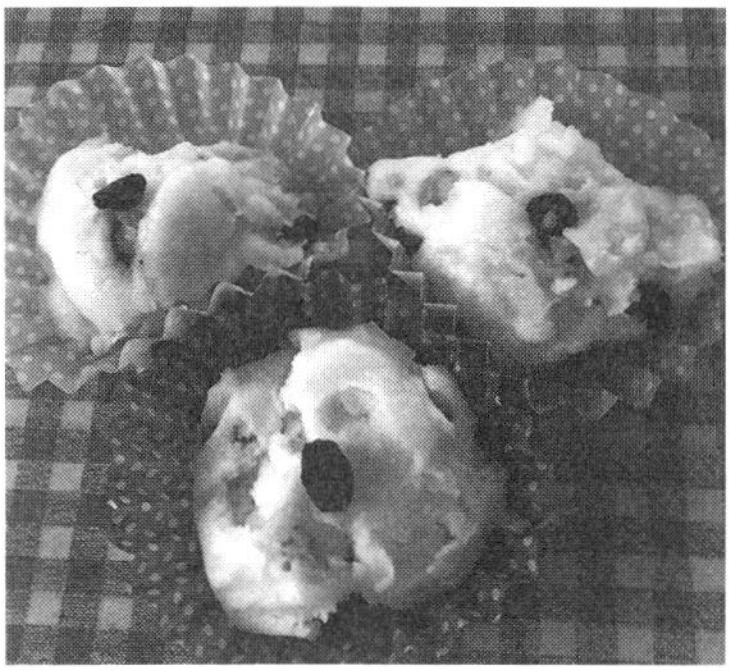

【材料】(3個分)

米粉……………………100ｇ
ベーキングパウダー
………………小さじ1(4ｇ)
甘酒(無加糖のこうじ甘酒)
…………………………100ｇ
ココナッツミルク
…………………………50cc
リンゴ…70ｇ(中1/4個)
レーズン………………20ｇ

【作り方】

① リンゴは皮をむき、くし形に切ったものを2mm幅のイチョウ切りにする。
② レーズンは湯で洗っておく(半量はトッピング用に取りおく)。
③ ボウルにすべての材料を入れて混ぜ、型に入れる。上にレーズンを飾り、蒸し器で10〜15分蒸す。

☆ ココナツミルクは、ココナツの実の果肉をしぼった白い乳状のもので、体に脂肪が付きにくい中鎖脂肪酸を含んでいます。
☆ 大手スーパーなどで缶入りのものなどが販売されています。

(家庭栄養研究会)

ふわふわ大根もち

たっぷりの大根おろしで作ります。米粉の甘味と、ふんわり、もっちりとした食感が引き立つおやつです。サクラエビを入れると、より香ばしくうま味も増します。

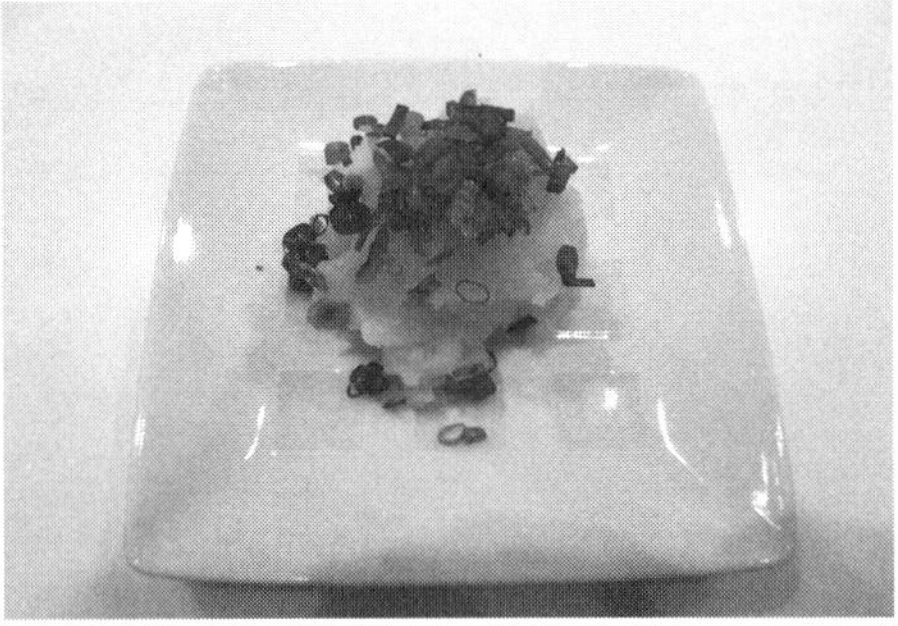

【材料】（作りやすい分量：4人分程度）

大根おろし……………300g
A
米粉（上新粉）……60g
片栗粉……………60g
水……………1/2カップ
塩……………小さじ1/6
コショウ（白）………少々

〔具（お好みで）〕
万能ネギ（小口切り）……………20g
サクラエビ（乾燥）……………10g

【作り方】

① Aを混ぜてしばらくおき、なじませておく。
② 鍋に大根おろしを入れ、中火でゆっくり混ぜながら熱々になるまで煮る。
③ 火を止めて①を混ぜ込む。とろみが出たら再び中火でしっかりと混ぜながら煮る。透明感が出て、もっちりとしてきたら、万能ネギとサクラエビを入れる。

☆型に入れて固め、冷えてから切り分け、ゴマ油をひいたフライパンで焼いてもおいしくいただけます。

（坂本廣子）

納豆せんべい

納豆をたっぷり使ったおやつです。青ジソの風味と香ばしさで、塩分控えめでもおいしく仕上がります。納豆が苦手な人にもお勧め。乾燥しているので日もちし、簡単に作れる点も魅力のレシピです。

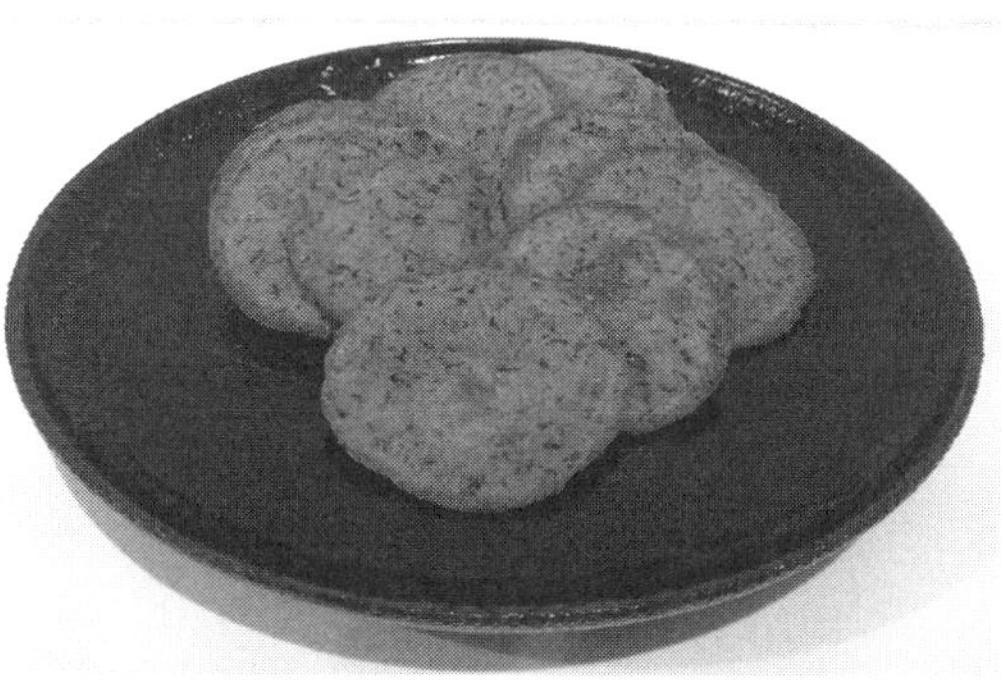

【材料】(作りやすい分量：約45枚)

納豆…120ｇ（３パック）
塩……………………………少々
米粉(上新粉)…大さじ３
青ジソ…………………10枚

【作り方】

① 青ジソは洗って水気を拭き、みじん切りにしてキッチンペーパーでさらに水気を取る。
② 納豆をよく混ぜ、①、米粉、塩を加えてペースト状になるまで練る。
③ ②を１～1.5cm大にまとめ、天板の大きさに切ったクッキングシートに米粉(分量外)を振り、５cm間隔で並べる。米粉を上から振り、同じ大きさのクッキングシートをかぶせ、まな板をのせて薄くつぶし、かぶせたシートをはがす。
④ 170度に予熱したオーブンで５～７分焼く。シートからはがして粗熱を取る。

☆青ジソの代わりに青ノリでもおいしくできます。
☆生地が厚いとパリパリに仕上がらないので、なるべく薄く作るのがコツ。オーブントースターでもできます。

（坂本廣子）

豆腐入りチヂミ

豆腐を入れると栄養価が高まるうえ、食感が軟らかくなり、食べやすくなります。ニラやナスなどを入れるのもお勧め。スイートチリソースをつけてもおいしくいただけます。間食やおやつにどうぞ。

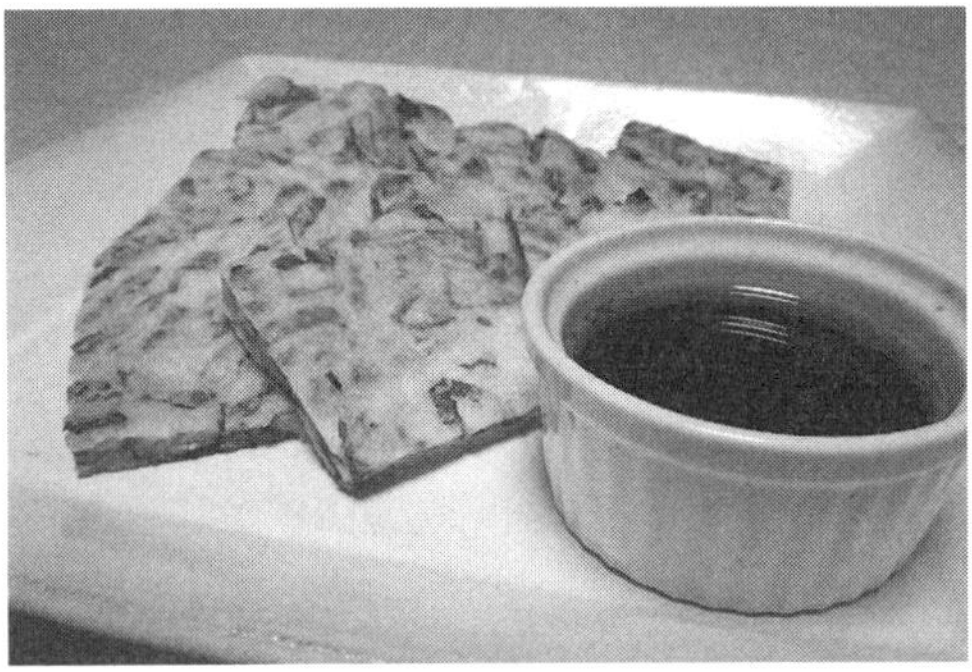

【材料】(2人分)

木綿豆腐……1/2丁
卵(Mサイズ)……1個
米粉……1/2カップ
水……1/3〜1/2カップ
カボチャ……50g
青ジソ……5枚
干し桜エビ……5g
油……小さじ1
A(たれ)
- しょうゆ……小さじ2と1/2
- 酢……小さじ1と1/2
- ゴマ油……小さじ1/2
- 豆板醤……少々

【作り方】

① ボウルに豆腐を入れ、なめらかになるまで混ぜ、割りほぐした卵を加えてよく混ぜ、様子を見ながら水を加える*。
② カボチャは種を除いて細切りにし、青ジソは縦半分に切って細切りにし、桜エビは粗く刻み、①のボウルに加えて混ぜる。
③ フライパンに油をひいて②を流し、表面を平らにして軽く色づく程度に両面を焼く。
④ 食べやすい大きさに切り、Aを混ぜて添える。

*加える水の量は豆腐の水分量によって加減する。

(池上保子)

【資料】

海外情報 ——「食」を大切にしたがん治療

患者会・支援団体情報

海外情報――「食」を大切にしたがん治療

アメリカで始まった、乳がんの早期発見の大切さを啓発し続けているピンクリボン運動に感銘を受けた岡山慶子さんは、２００２年から始まったアメリカのニュートリション運動（食と栄養・医療の関係を再構築する目的をもつ運動）に学び、03年には日本でもニュートリション運動推進会議（賛同人代表 故 日野原重明氏）を発足させています。岡山さんに、食・栄養を軸としたがん治療を進めているアメリカのがん専門病院と、地域ぐるみでがん患者さんをサポートしている自治体の取り組みを寄稿していただきました。

アメリカのがん専門病院の食を軸にした治療・ケアに学ぶ

ＮＰＯ法人キャンサーリボンズ副理事長　岡山慶子

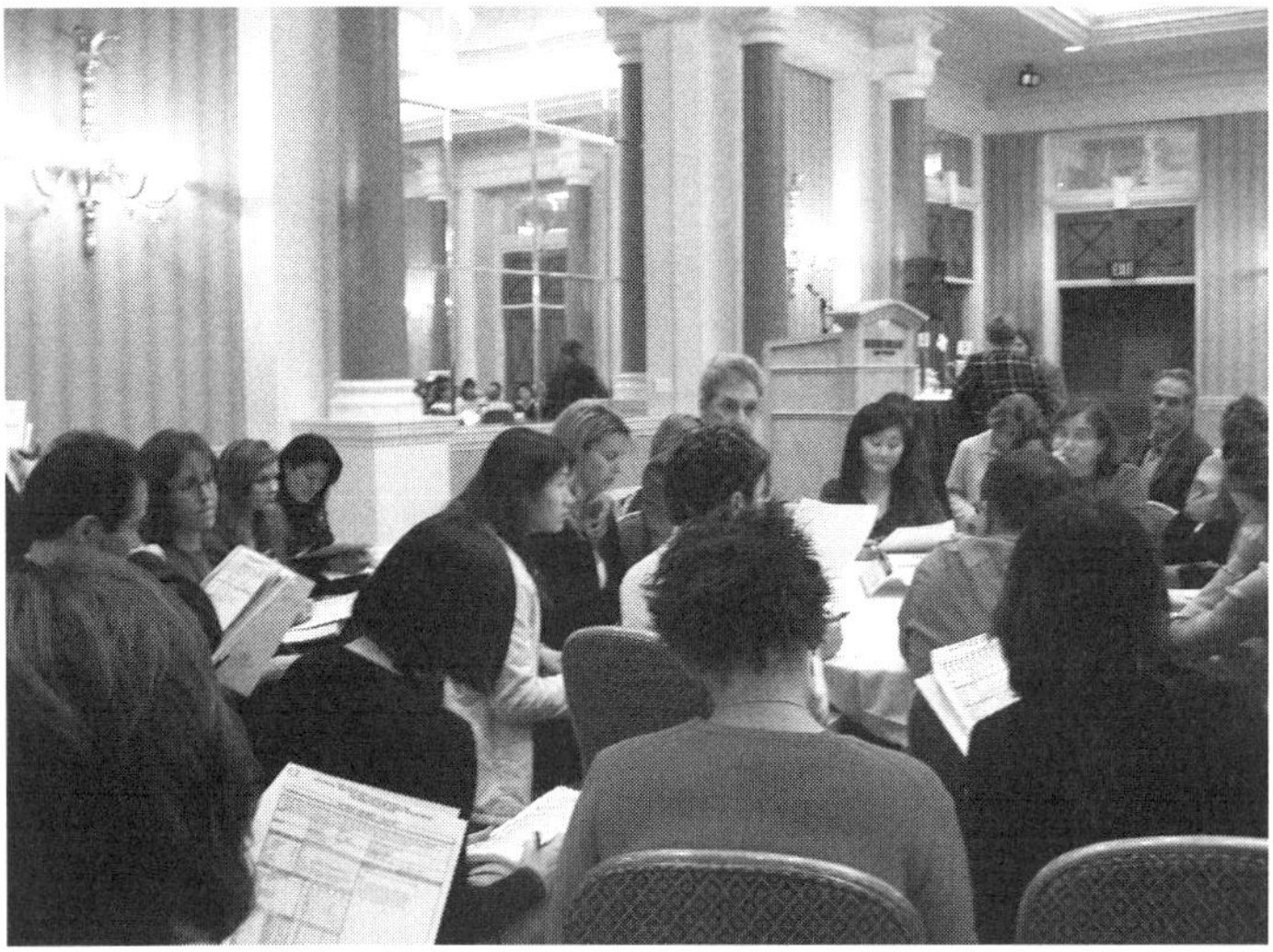

ニュートリション学会のラウンドテーブル（2004 年）

■適切な栄養療法で「5年生存率」が上昇

私は02年、アメリカ・イリノイ州シカゴに近い小都市にあるがん専門病院「ＣＴＣＡ・ミッドウエスタン病院」を訪ねました。ベッド数95ほどの小規模病院ですが、６００人を超すスタッフをそろえ、がん患者さんの治療の軸に「食・栄養」を置いていたのです。このミッドウエスタン病院は、アメリカのがん専門病院７０００のなかで「最も親しみを感じる病院ベスト15」（01年度）に選ばれていました。

同病院のキム・ダゼル栄養学博士から「がん患者さんの40％は、栄養失調で亡くなっています。栄養のとり方によっては、死亡した患者さんの3分の1は、まだ生き延びることができたはずです。当院では、栄養療法を進めた結果、この10年間で予後半年から1年といわれた患者さんの『5年生存率』が上昇しています」と伺いました。

そしてその実績に衝撃を受け、日本でもがん患者さんへの栄養や食事に関するケアの必要性を痛感しました。キム博士は、栄養をベースにした治療の中心的役割を果たされていました。その後、毎年のように病院を訪問・交流し、「がんと食事・栄養運動」の先駆けとして、その取り組みを学んできました。

ミッドウエスタン病院のコンセプトは、「患者さんを一人の人間としてとらえ、医学的な面をはじめとして栄養学的、心理学的、精神的、社会的なあらゆる面からサポートをする」ことでした。医師・栄養士・看護師など13もの多職種のスタッフが、一人の患者さんについてのカンファレンス（治療・ケアなどの検討会議）をおこなうシステムになっていました。

がん患者さんの治療の軸に位置づけられた「食・栄養」については、選べる食事メニューがたくさん用意されていて、さらに患者さんの状況に合わせたダイエットメニューや低塩メニューなどもアレンジされていました。一方で、患者さんとのカウンセリングが綿密におこなわれ、エビデンス（科学的根拠）に基づいた栄養学的指導や、患者さんの心に寄り添ったケアの機会になっていました。

当時、日本では、がん患者さんに対し、食事・栄養の指導や全人的ケアの視点からのアプローチがほとんどおこなわれていませんでした。14年になってようやく、「が

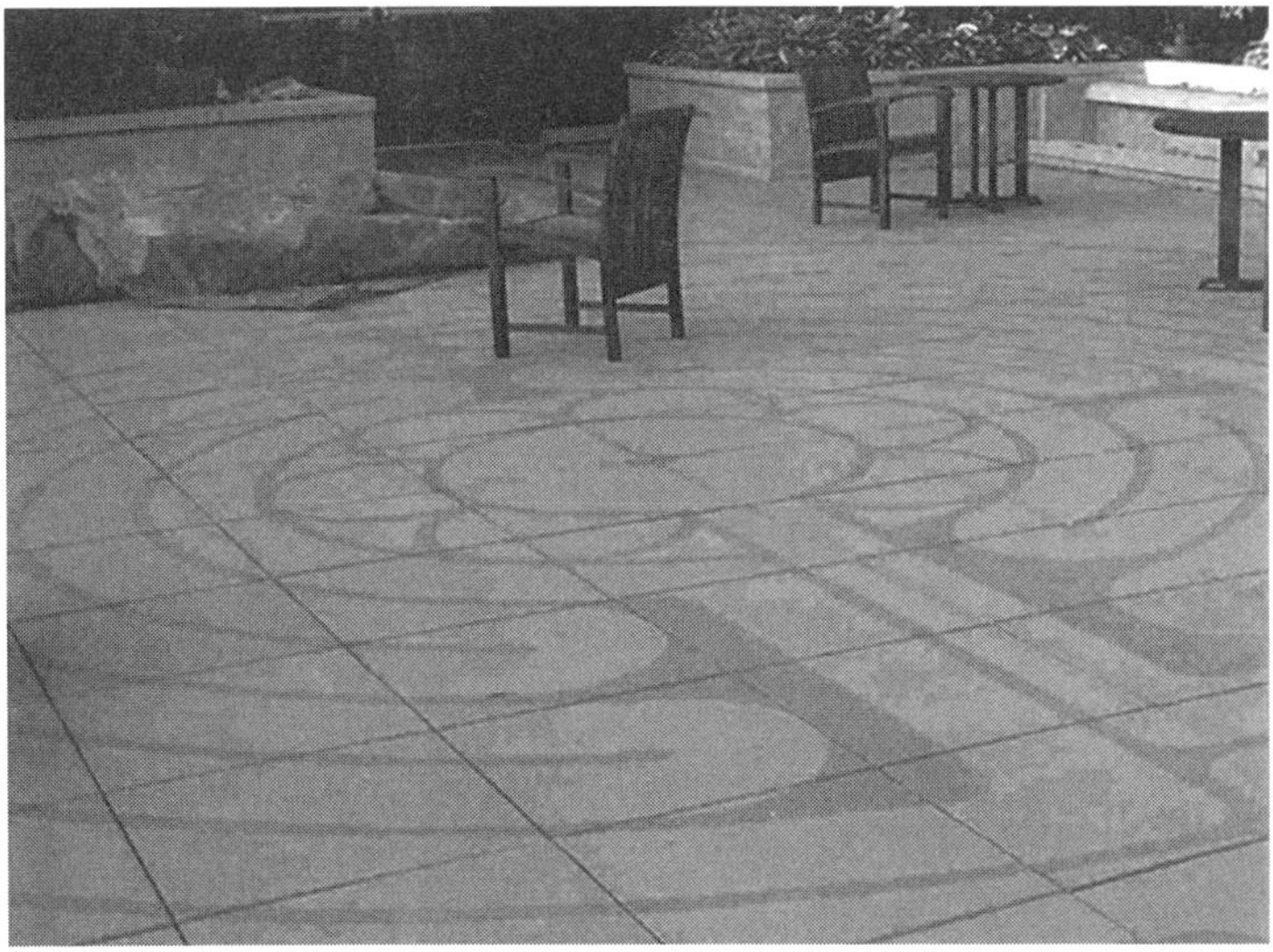

セント・メアリー病院の瞑想の道：散歩をしながら自分を見つめられる道。体も心も支えられていることが知らないうちに納得できる

ん病態栄養専門管理栄養士」の認定制度が始まり、専門家としての育成が始まりました。現在、全国のがん診療連携拠点病院を中心に682人（17年度末現在）の認定資格をもった栄養士が活躍していますが、アメリカの水準に追いつくことを期待したいと思います。

■鍼灸や漢方、食事療法など統合医療も受けられる施設

病院と大学、行政、企業、住民が一体となって、持続可能な生活環境を作ることを実践している自治体が、ミシガン州にあります。周辺地域と合わせて人口100万人ほどのグランドラピッツ市ですが、がん患者さんをサポートする医療施設やネットワークが充実しています。

その当時、治療の中心になっている病院が「セント・メアリー病院」でした。最初に訪

れた03年当時、まず、がん患者さんのための設備のすばらしさに驚かされました。乳がん患者さんには特別棟（ブレストケアセンター）があり、最先端の医療が提供される一方で、鍼灸や漢方などの東洋医学を取り入れ、統合医療が実践されていました。

家族と一緒に来院して食事をしながら、化学療法が受けられるシステムなど、患者さんとその家族への心配りがすみずみまでいき渡っていました。ときには食事・栄養の専門家、自然療法家などを全米各地から招いて、患者さんと医療スタッフがともに学び、治療方針や生き方を確認し合える機会を提供しています。

■町にある、心と体を癒すさまざまなケア施設

「セント・メアリー病院」の周辺には、日本では見かけないユニークな施設があります。「ホリスティックケアアプローチ」を掲げたクリニックで、その名のとおり、ヨーガや気功、ハーブ、心理カウンセリングなどを取り入れて、「全人的な」アプローチによって患者さん自身の生命力を引き出すケアを提供しています。このクリニックを訪れる患者さんたちは、気軽にアロマテラピーやマッサージを受けたり、料理教室に参加したり、心と体を癒やすケアセンターとして利用しています。

町には「ギルダーズクラブ」（次ページ写真）という、がん患者さんを肉体的・精神的な側面から支えることを目的にした団体があります。

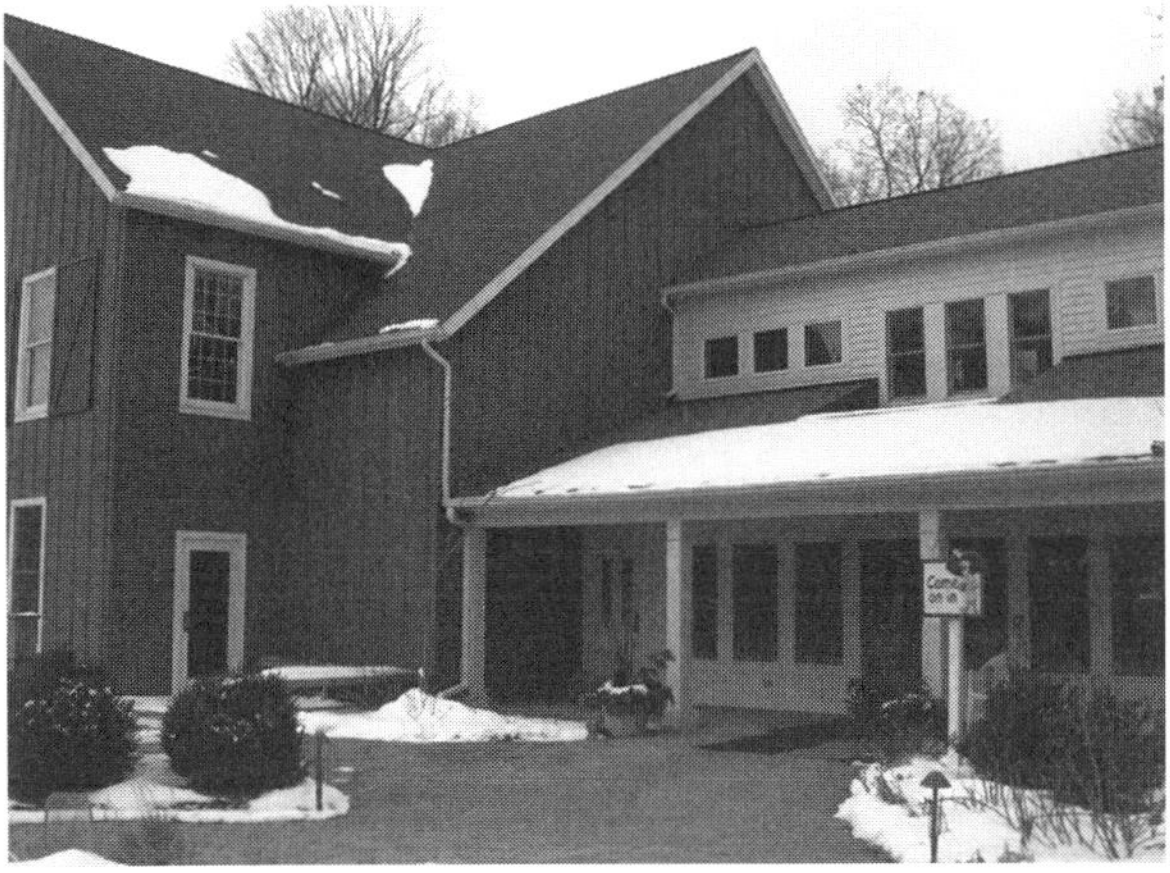

ギルダーズクラブ：クッキングルーム、プレイルーム、カウンセリングルーム、キッズルーム、サロン、図書館などがあり、明るく暖かく、自宅にいるようなくつろぎの空間となっている

患者さんやその家族を勇気づけたり、励ましたりする効果が実証されたプログラムが用意されていて、患者さんや家族はここで楽しい時間を過ごすことができます。運営は寄付でまかなわれています。

日本でも、今ではたくさんの組織が乳がんの早期発見や患者さんのサポート活動をおこなっていますが、今後それらがネットワーク化されること、地域全体の取り組みとなることが望まれます。

また、現在、日本でもがんと食事・栄養の研究が官民でおこなわれるようになりました。治療が進歩し、がんに罹患しても日常生活を豊かに過ごすことがごく当たり前になってきました。日常的にだれもができる食への取り組みについて、専門家と一般の人々が情報を共有し、少しでも心地よい生活ができることを願っています。

患者会・支援団体情報
学び・励ましあい・きずな深める患者グループ

日本各地には、たくさんのがん患者会があります。患者さん自身が立ち上げたもの、病院内に作られたもの、特定地域で活動するもの、全国ネットで運営するものなど成り立ちや目的、会員規模、活動内容はさまざまです。共通しているのは、患者さんにとって、自分の思いを伝え合い、同じ悩みを共有することで孤立感から救われ、互いに支え合うことです。患者さんが治療をしながら働き、生活を送る、さらに「いかに生きるか」に目を向ける時代になっています。

乳がんに関係する三つの患者会と、患者さんを支援する団体を紹介します。

●乳がんの患者会
Breast Cancer Network Japan—あけぼの会
患者同士の支え合いを軸に学習・啓発活動にも力を入れて

あけぼの会（ワット隆子会長）は「乳がん体験者の集いを」と呼びかけた新聞への投稿が契機となって、１９７８年に誕生しました。それから40年、今では全国の都道府県に「あけぼの会」の会員がおり、地域に密着した活動を展開しています。

当初からニュースレターの発行、母の日キャンペーン・乳がん月間（10月）には乳がんの早期発見を促す啓発活動、全国大会、全国各地で講演会などを続けてきました。２０１８年は10月14日（日）に40周年記念大会を東京・有楽町の朝日ホールで開催します。

10年には、患者のための相談室、また患者同士が語り合う場として、「あけぼのハウス」を開設。患者にとって、まさに「病院と自宅をつなぐ場所」になってきています。ここで患者は「自分は一人じゃない」と孤独感から解放され、学習し、前向きに生きていく力を得て帰っていけるのです。「あけぼのハウス」は東京だけでなく、全国各地で定期的に開かれています。

あけぼの会の最大の目的は「乳がん患者の社会復帰を支援する」ことと「乳がん死を減らす」ことですが、あくまでも患者同士の支え合いが基軸となっています。

地域の保健所や学校、企業からの要請を受けて、若い女性にも自己検診の奨励、乳がん早期発見・早期治療の大切さを訴える教育活動も07年から始めました。

16年からは全国の乳腺専門医に、あけぼの会の病院会員になって、会の活動を応援していただくことをお願いしており、その数、現在150人になりました。

◇ホームページ　http://www.akebono-net.org/

●乳がんと女性特有のがんのための患者会 NPO法人ブーゲンビリア
患者一人ひとりのかけがえのない「いのちや人権に配慮した医療」を願って

「ブーゲンビリア」は、シンガポールで乳がん治療を受けた内田絵子（現・統括理事長）が帰国後、いのちを助けてくれた医療と、アジアの医療スタッフへの「感謝と恩返し」の気持ちから、1998年1月に立ち上げた患者会です。「明るく・仲良く・一生懸命」を合言葉に「せっかく乳がんになったのだから」の心意気で、乳がんになる前より「自分自身を高め、輝く活動」をめざしています。

以下、展開中の5本柱の活動を紹介します。

①学び：学習会・シンポジウムの定期開催

乳がんの基礎知識、化学療法、再発治療、乳房再建などについての学習会やシンポ

＊権利表明が困難な人々に代わって権利実現を支援し、政策提言をするなどの活動

ジウムなどで臨床試験や個別化医療についてみんなで学んでいます。

②癒し：おしゃべり会、レクリエーションの開催

「しゃべることは治ること、聴くことは気づくこと、書くことは癒えること」をモットーに、「感情・役割・治療」のセルフマネージメント力・患者力を身につけるためのおしゃべり会を毎月2回開催しています。

また、新年会やお花見などのレクリエーション活動もおこなっています。

③国際ボランティア

大海の水も一滴からの心意気で、使用済み切手を収集しアジアへ医師を派遣する活動、アジア医療支援へのカンパ活動、バザーや物品のチャリティー販売。

④提言・ロビイング活動（アドボケイト活動＊）

治療薬オンコタイプＤＸ保険適応に関する署名活動、乳がんの新規治療薬パルボシクリブ早期保険適応のための署名活動など。

⑤がん征圧研究支援の活動

がん征圧、がん医療の進歩は研究から。皆で応援しています。

◇ホームページ：http://www.bougenvilia.com/

●がん全般の患者会
NPO法人いずみの会
「自分の体は自分で治す」を念頭に心と食事の改善でがん体質を変える

いずみの会（小松康弘理事長）は、「がんは治る」の理念のもとに、がん患者および体験者が主体となって、がんに悩み苦しむ患者やその家族のために、がん克服のための勉強と交流の場を提供しています。

患者一人ひとりの具体的な原因や症状は異なりますが、「自分の体は自分で治す。自分が主治医」を念頭に、生き方・生活習慣を変え、食べ方を変える、この考え方が会の基本となっています。

①心の改善（転換）②体にやさしい食事にする ③軽い運動をして、血流をよくし、自己治癒力を高める——この3本柱によって、がん体質を変えていきます。

患者同士が交流し、生きがいをもち、楽しく豊かな人生をめざしています。

偶数月の第1土曜日ごとに、定例会（講演会と小グループでの体験交流会）を開いています。

会員は、医師やがん研究者を含めて500人（うち乳がん患者は約20％）。

2020年2月に設立30周年を迎える当会は、歴史のあるがん患者会の一つです。
◇ホームページ：http://www.izuminokai.or.jp/

●患者さんの支援団体
NPO法人キャンサーリボンズ
「治療と生活」をつなぎ、不安や悩みにこたえる21のリボンズハウスを開設

多くのがん患者さんは、治療だけでなく、治療前後の「生活」に不安や悩みを抱えています。症状や副作用、病気を抱えて働くということ、食事や栄養、美容面のケアなど、「治療と生活」をつなぐ情報が不可欠です。がん患者さんやその家族に対するこうした生活支援は、社会全体で担う必要があります。

海外の施設を訪問するなかで日本にも治療と生活をつなぐしくみや施設が必要と痛感し、2008年にNPO法人キャンサーリボンズを設立しました。

現在、キャンサーリボンズ（中村清吾理事長、岡山慶子副理事長）は、多くの医療・ヘルスケアや美に関わる専門家、栄養士、がん体験者、ジャーナリストらが参加しています。全国に21のリボンズハウスを開設・展開して、具体的な情報とケア体験を提

供する場としています。

医師や看護師などの医療者、ヘルスケアに携わる多くの専門家の手によるプログラムを活用することで、患者さんとその家族の不安を和らげ、患者さんがより自分らしく少しでも快適な生活を送れるよう、サポートしています。

リボンズハウスは、医療施設内に付設されているケースが多いのですが、地域に開かれたスペースとして多くの人びとが情報を共有し、支え合いを実践できる場をめざしています。専門家との共同研究と実践を連動させることによって、信頼性の高いサービスの実現を地域の特性を生かしながら進めています。

全国のリボンズハウスをつなぐ「リボンズハウス通信」は、キャンサーリボンズが年3~4回発行しています。各地のリボンズハウスの活動報告、新たに誕生したリボンズハウスの紹介、キャンサーリボンズがおこなうイベントの案内・報告や新しいプロジェクトの紹介、季節の健康レシピ、本の紹介、がん体験談などを掲載しています。
◇ホームページ：http://www.ribbonz.jp/

■各地のリボンズハウス一覧（2018年8月現在）

○恵佑会札幌病院（北海道札幌市）
○十和田市立中央病院（青森県十和田市）
○足利赤十字病院（栃木県足利市）
○亀田メディカルセンター(千葉県鴨川市)
○昭和大学病院ブレストセンター（東京都品川区）
○ St.Marianna しんゆりリボンズハウス(聖マリアンナ医科大学ブレストイメージングセンター内・神奈川県川崎市)
○藤田保健衛生大学病院（愛知県豊明市）
○三重大学医学部附属病院（三重県津市）
○藤田保健衛生大学七栗記念病院（三重県津市）
○済生会松阪総合病院（三重県松阪市）
○国立病院機構南和歌山医療センター（和歌山県田辺市）
○国立病院機構京都医療センター（京都府京都市）
○国立病院機構大阪医療センター（大阪府大阪市）
○大阪警察病院（大阪府大阪市）
○北野病院（大阪府大阪市）
○藤元総合病院（宮崎県都城市）
○ブレストピア宮崎病院（宮崎県宮崎市）
○相良病院ココロとカラダのサポートセンター（鹿児島県鹿児島市）
○相良病院付属ブレストセンター（鹿児島県鹿児島市）
○メディポリス医学研究所（鹿児島県指宿市）
○ぴんく・ぱんさぁリボンズハウス（沖縄県浦添市）
○三重県伊賀市に　オープン予定
各地のリボンズハウスの詳細はホームページをご覧ください。
http://www.ribbonz.jp/house/index.htm

◉第６章レシピ提供者（掲載順）
野口節子（家庭栄養研究会会長、管理栄養士）
野﨑洋光（日本料理店「分とく山」総料理長）
池上保子（料理研究家、家庭栄養研究会会員）
鈴木伸枝（食アドバイザー、エコロクッキングスクール・インストラクター、家庭栄養研究会会員）
宇都宮章子（料理研究家、家庭栄養研究会会員）
吉田玲子（足医術研究指導総本部横浜支部長、辰巳芳子スープ教室 OG）
髙橋 弘（麻布医院院長）
済陽高穂（西台クリニック理事長）
神島あかえ（食香育アドバイザー、家庭栄養研究会会員）
坂本廣子（食育・料理研究家）

◉家庭栄養研究会担当：野口節子、家庭栄養研究会台所プロジェクト（岡本昭子、亀江純子、齋藤和枝、白井務江、福森恵美子、松本アイ）

◉編集協力：児玉陽子（元松井病院食養内科顧問、家庭栄養研究会会員）
張替泰子（女子栄養大学非常勤講師、家庭栄養研究会会員）

■執筆者一覧（掲載順）

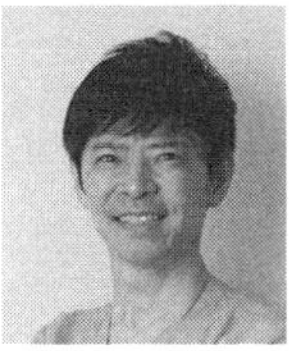

◉南雲吉則（なぐも よしのり）1955 年生まれ。医学博士。乳腺専門医。東京慈恵会医科大学卒、同大学第一外科乳腺外来医長を経て、乳房専門のナグモクリニックを開業。現在、ナグモクリニック総院長。著書『大切な人をがんから守るため今できること　命の食事』、『明るく前向きになれる乳がんのお話 100』（いずれも主婦の友社）ほか多数。
ナグモクリニック東京：東京都千代田区三番町　℡ 03-6261-3251

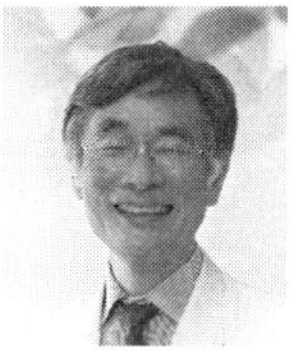

◉水上治（みずかみ おさむ）：東京衛生病院健康増進部長を経て、現在、健康増進クリニック院長。医学博士、アメリカ公衆衛生学博士。家庭栄養研究会顧問。最新医学を中心にしながら、世界的にエビデンスのある自然医療を導入して、がんや難病の治療に当たっている。『日本一わかりやすいがんの教科書』（ＰＨＰ研究所）など著書多数。
健康増進クリニック：東京都千代田区九段南　℡：03-3237-1777

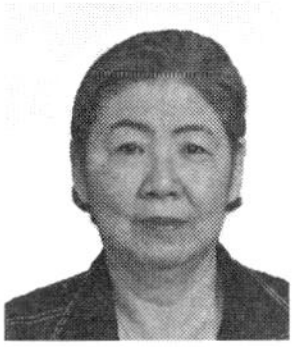

◉水野玲子（みずの れいこ）：NPO 法人ダイオキシン・環境ホルモン対策国民会議理事。環境物質や人工化学物質の予防原則や被害者支援の重要性を訴えている。第1回高木仁三郎市民科学基金で化学物質の次世代への影響を研究・調査。近著に『新農薬ネオニコチノイドが日本を脅かす』（七つ森書館）、最新刊は『知ってびっくり 子どもの脳に有害な化学物質のお話』（食べもの通信社）。

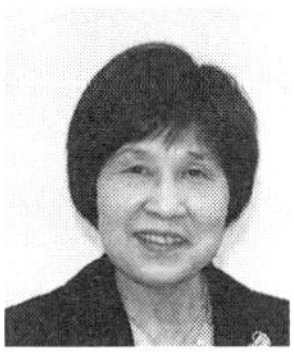

◉野口節子（のぐち せつこ）：管理栄養士。国立がん研究センター中央病院 栄養管理室長を経て、東京医療保健大学医療栄養学科教授（退官）。がん研究センター退職後、マクロビオティック正食医学講座を学び、栄養学との融合をめざした指導を、島村トータル・ケア・クリニックで実践。2016 年から家庭栄養研究会会長。『がん再発予防の食事＆生活術』監修（食べもの通信社）ほか。

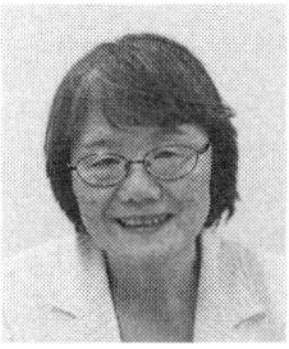

◉岡山慶子（おかやま けいこ）：NPO 法人キャンサーリボンズ副理事長。株式会社朝日エルグループ会長。共立女子短期大学非常勤講師、内閣府男女共同参画会議、消費者庁の委員など公職を歴任。著書に『ピンクリボン咲いた！　認知率 95% のひみつ』（共著／ブックエンド）、『患者の心を誰がみるのか』（共編著／岩崎学術出版社）など多数。

■家庭栄養研究会の紹介

家庭栄養研究会は、食の安全と日本の伝統的食文化に根ざした健康的な生活の実現をめざして、1969年に発足しました。「心と体と社会の健康」を高める食生活の提言を会活動の指針にして、家庭の食や健康問題、食の安全、食糧生産、環境や平和の問題まで、会員・読者・生産者と交流を重ねながら研究・学習・提言活動をおこなっています。

会が編集する月刊『食べもの通信』は、1970年に創刊。消費者、生産者、研究者などに最新の食情報を提供する雑誌として高く評価されています。

●学習会開催　●講師の派遣　●各地の読者交流会開催
●ご入会、プロジェクトチームへの参加、本書の内容に関するお問い合わせは下記へ。

〒101-0051東京都千代田区神田神保町1-44
TEL 03-3518-0624　FAX 03-3518-0622
メール：tabemono@trust.ocn.ne.jp
ホームページをご覧ください。 検索 食べもの通信

乳がんに負けない!　あなたの命を守る食事

2018年10月5日　第1刷発行

編　者　家庭栄養研究会
発行者　千賀ひろみ
発行所　株式会社 食べもの通信社
〒101-0051 東京都千代田区神田神保町1-44
電話 03(3518)0621／FAX 03(3518)0622
ホームページ http://www.tabemonotuushin.co.jp/
発売元　合同出版株式会社
〒101-0051東京都千代田区神田神保町1-44
印刷・製本　シナノ

■刊行図書リストを無料進呈いたします。
■落丁・乱丁の際はお取り換えいたします。

ISBN 978-4-7726-7708-0 NDC 498 210×148